Dr. Penny Stanway

ALLESKÖNNER NATRON

Dr. Penny Stanway

ALLESKÖNNER NATRON

- Mit einem ausgeglichenen Säure-Basen-Haushalt zu dauerhafter Gesundheit
- Ohne Chemikalien zu natürlicher Schönheit
- Die umweltfreundliche Alternative zu Reinigungsmitteln

riva

Bibliografische Information der Deutschen Nationalbibliothek
Die Deutsche Nationalbibliothek verzeichnet diese Publikation in der Deutschen Nationalbibliografie. Detaillierte bibliografische Daten sind im Internet über https://dnb.de abrufbar.

Für Fragen und Anregungen
info@m-vg.de

Wichtige Hinweise
Dieses Buch ist für Lernzwecke gedacht. Es stellt keinen Ersatz für eine individuelle medizinische Beratung dar und sollte auch nicht als solcher benutzt werden. Wenn Sie medizinischen Rat einholen wollen, konsultieren Sie bitte einen qualifizierten Arzt. Der Verlag und die Autorin haften für keine nachteiligen Auswirkungen, die in einem direkten oder indirekten Zusammenhang mit den Informationen stehen, die in diesem Buch enthalten sind.

Ausschließlich zum Zweck der besseren Lesbarkeit wurde auf eine genderspezifische Schreibweise sowie eine Mehrfachbezeichnung verzichtet. Alle personenbezogenen Bezeichnungen sind somit geschlechtsneutral zu verstehen.

13. Auflage 2026

Türkenstraße 89, 80799 München
Tel.: 089 651285-0

Übersetzung: Gerrit ten Bloemendal
Redaktion: Caroline Kazianka
Umschlaggestaltung: Manuela Amode
Umschlagabbildung: shutterstock.com/JPC-PROD, Blan-k, Alexander Ryabintsev
Satz: Röser Media, Karlsruhe
Druck: ScandBook, Litauen
Printed in the EU

ISBN Print 978-3-7423-1065-1
ISBN E-Book (EPUB, Mobi) 978-3-7453-0688-0

Inhalt

Einführung

Seit Jahrtausenden verwenden Menschen natürliche Produkte zur Linderung und Behandlung von Schmerzen, zur Pflege der Schönheit und zur Reinigung. Kräuter und Gewürze, Gemüse, Obst, Nüsse und Beeren wurden zu traditionellen Mitteln verarbeitet, die über viele Generationen hinweg ihre Anwendung fanden. Viele dieser Zutaten sind auch heute noch Bestandteile kommerzieller Produkte, wenngleich sie oftmals mit chemischen Zutaten kombiniert werden.

Heute vertrauen wir auf Apotheken und Drogeriemärkte, die Hunderte von verschiedenen Produkten mit den unterschiedlichsten Anwendungsbereichen anbieten. Wir nutzen Cremes und Salben zur Behandlung von Schmerzen, nehmen Vitaminpräparate und geben eine Menge Geld für Lotionen und Mittel für Haut, Nägel und Haare aus. Und die Auswahl an angebotenen Reinigungsprodukten ist enorm!

Wenn wir uns auf die Ursprünge und natürlichen Ansätze in Bezug auf Ernährung, Gesundheit, Schönheitspflege und Haushalt besinnen, gewinnen wir die Kontrolle darüber zurück, was wir unserem Körper verabreichen und womit wir unseren Familien Gutes tun.

In der Küche als Backtriebmittel bekannt, ist Natron auch ein wertvolles Hilfsmittel im Haushalt, zur Unterstützung unserer Gesundheit und im Schönheits- und Hygienebereich. Es ist sehr preisgünstig und in beinahe jedem Supermarkt erhältlich. Natron wird auf der ganzen Welt in irgendeiner Form und schon seit Generationen verwendet.

Was ist Natron?

Natron ist ein weißes, kristallines Mineralpulver, das sich für zahlreiche ganz unterschiedliche Zwecke eignet. Dieses wichtige Mineral ist in kleinen Mengen als Backsoda zum Beispiel in Supermärkten erhältlich und wird in Apotheken als Natriumhydrogenkarbonat verkauft. Im Internet bekommt man es auch in größeren Verpackungseinheiten.

Natron (und auch Natriumcarbonat, also Soda) ist ein Natriumsalz, das in verschiedenen Ländern in Salzseen gewonnen wird. Es wird auch aus einem in Gestein eingelagerten Mineral namens Nahcolith gewonnen und ist außerdem im Wasser zahlreicher Heißwasserquellen zu finden. Heute wird es hauptsächlich industriell hergestellt, meistens mithilfe eines Verfahrens, bei dem Kochsalz (Natriumchlorid), Ammoniak, Calciumcarbonat und Kohlendioxid mit Wasser vermischt wird. So wird alljährlich über eine Million Tonnen Natron in diversen Ländern der Erde produziert, zum Beispiel in den USA,

Italien, Ägypten sowie China. Auch die alten Ägypter verwendeten bereits Natriumsalze, zu denen auch Natron gehört, aber erst später gelang es Wissenschaftlern, einzelne Salze zu trennen und Stoffe mit speziellen Anwendungsmöglichkeiten herzustellen.

Im 18. Jahrhundert versprach die französische Akademie der Wissenschaften demjenigen einen Preis, der ein Verfahren zur Herstellung von Natriumcarbonat aus gewöhnlichem Salz (Natriumchlorid) entwickeln würde. In jener Zeit war die Nachfrage nach Natriumcarbonat als Mehrzweckreiniger sehr hoch. Den Wettbewerb gewann der Chemiker Nicolas Leblanc, der anschließend eine Fabrik gründete, in der er Natriumcarbonat als Massenprodukt herstellte.

In den 1830er-Jahren erfanden die Bäcker John Dwight und Austin Church ein Verfahren, um Natron aus Natriumcarbonat herzustellen. Sie fingen an, Natron zu produzieren, und verkauften es an Hobbybäcker überall in den USA. Jahre später gründete Austin Church mit seinen beiden Söhnen das Unternehmen Arm & Hammer, das heute weltweit zu den größten Herstellern von Natron zählt.

Natron ist auch unter folgenden Bezeichnungen bekannt:

- Backsoda
- Speisenatron oder Speisesoda
- Natriumhydrogencarbonat

Das im Körper hergestellte Natriumhydrogencarbonat (wie es Ernährungswissenschaftler und Ärzte bezeichnen) ist ein Bestandteil unseres Säure-Basen-Haushalts und wichtig für unsere Gesundheit. Der Verzehr basischer Lebensmittel (siehe Seiten 13–59) und eventuell auch die Einnahme von Natriumhydrogencarbonat bzw. das Auftragen auf die Haut kann dabei helfen, einige Leiden zu lindern

Bereits die alten Ägypter kannten die Vorzüge von Natriumsalzen. So verwendeten sie sie für die Einbalsamierung, da sie Wasser absorbieren und Bakterienwachstum vorbeugen. Vermischt mit Öl ergab sich eine Art Seife, die nicht nur für Reinigungszwecke, sondern auch als Antiseptikum und Insektizid eingesetzt wurde.

Es lohnt sich, immer ein bisschen Natron im Badezimmerschrank vorrätig zu haben – nicht nur im Hinblick auf die Gesundheit, sondern auch für die Schönheitspflege. Dank seiner rauen Beschaffenheit eignet es sich hervorragend für Körperpeeling. Außerdem kann es für die Herstellung von Zahncreme und Badekugeln und als Überzug von Zahnseide verwendet werden. Weitere Einsatzmöglichkeiten finden Sie auf den Seiten 77–84.

Im Wasser ist Natron leicht basisch, aber auch amphoter. Das bedeutet, dass es sowohl mit Säuren als auch mit Basen reagieren kann. Es wird im kommerziellen wie auch im häuslichen Bereich eingesetzt. So dient es zum Beispiel als Backtriebmittel und ist auch Bestandteil von

Backpulver, selbsttreibendem Mehl, Seifen, Reinigungsmitteln sowie Deos, medizinischen Anwendungen, Wasserenthärter, Löschpulver und Pestiziden. Vor allem als Reinigungsmittel ist Natron äußerst wirksam und hilft dabei, das eigene Zuhause frisch, sauber und strahlend zu erhalten. Mehr über Natron als umweltfreundliches, ungiftiges und natürliches Reinigungsmittel erfahren Sie auf den Seiten 85-114.

Für diejenigen, die mit chemischen Bezeichnungen weniger vertraut sind, dürften die Namen einiger anderer Stoffe erstaunlich ähnlich klingen, zum Beispiel:

- Backpulver (enthält neben Natriumhydrogencarbonat auch noch andere Bestandteile),
- Natriumchlorid (Salz),
- Bleich- oder Waschsoda (Natriumcarbonat) sowie
- Ätznatron (Natriumhydroxid).

Verwechseln Sie diese Produkte niemals mit Natron und kennzeichnen Sie jedes Behältnis mit weißem Pulver immer dem Inhalt entsprechend.

1
Natron und der Säure-Basen-Haushalt

Es gibt drei Möglichkeiten, Natron zur Selbstheilung zu verwenden. Die erste: die Umstellung auf eine basische Ernährung. Details dazu finden Sie auf Seite 26. Die Umstellung auf eine basische Ernährung ist der wichtige erste Schritt auf dem Weg zur Bekämpfung fast aller gängigen Leiden, die im nächsten Kapitel behandelt werden. Bei den beiden anderen Methoden wird Natron entweder über den Mund eingenommen (siehe Seite 37) bzw. als Paste oder mittels eines Basenbads (siehe Seite 63) auf die Haut aufgetragen.

Eine gute Gesundheit ist von einem ausgewogenen Säure-Basen-Haushalt im Blut und anderen Körperflüssigkeiten abhängig. Dafür sorgt das Bi- oder Hydrogencarbonat, das sich in unserem Körper befindet. Die Bausteine dieses Hydrogencarbonats stammen aus Nahrung und Getränken.

Bei der Umwandlung von Zucker (mehrheitlich aus Kohlenhydraten aus der Ernährung) in Energie setzen unsere Körperzellen Kohlendioxid frei. Dies kann zu einer Reaktion mit Wasser führen, woraus Kohlensäure entsteht – eine weiche Säure, die zu Hydrogencarbonat und Wasserstoff abgebaut wird.

Carbonate und andere organische Stoffe, die der Körper in Hydrogencarbonat umwandeln kann, sind in zahlreichen Nahrungsmitteln enthalten. (Hier wird »organisch« in der chemischen Bedeutung des Wortes verwendet, das heißt, dass diese Stoffe lediglich aus Kohlenstoff, Sauerstoff und vielleicht auch Wasser bestehen.)

Die Hydrogencarbonate, die wir über Nahrung und Getränke zu uns nehmen, neutralisieren eine bestimmte Menge an Magensaft. Nehmen wir zu viel Hydrogencarbonat auf, geht der Überschuss vom Darm in das Blut über.

Manche Menschen führen sich Hydrogencarbonat auch über Säureblocker oder andere Medikamente zu.

Die Körperflüssigkeit macht bei Männern fast 60 Prozent des Körpergewichts aus, bei Frauen 55 Prozent. Bei einem durchschnittlichen Körpergewicht (bei Männern) von 70 Kilogramm entspricht dies 42 Litern.

Säure-Basen-Haushalt

Körperflüssigkeit ist eine wässrige Lösung, die Elektrolyte enthält (Substanzen, die zu elektrisch geladenen Teilchen, Ionen genannt, abgebaut werden können). Eine Flüssigkeit gilt als sauer, wenn der Anteil an Wasserstoffionen den der Hydroxydionen übersteigt; bei Basen ist es genau umgekehrt.

Ein Wasserstoffion und ein Hydroxidion können zu einem Wassermolekül verschmelzen. Diese Lösung ist neutral (weder sauer noch basisch), da der jeweilige Anteil beider Ionen identisch ist.

Was bedeutet »pH« und warum ist dieser Wert wichtig?

Der pH-Wert von Körperflüssigkeit (»Wasserstoffpotenzial«) steht für den Anteil an Wasserstoffionen und sagt somit auch etwas über den Säure-Basen-Haushalt aus. Jeder Wert auf der pH-Skala steht für die zehnfache Abnahme des Wasserstoffionenanteils des vorangegangenen Werts sowie die zehnfache Zunahme gegenüber dem darüber liegenden.

Je saurer eine Flüssigkeit ist, umso niedriger ist der pH-Wert. Sinkt der Anteil an Wasserstoffionen, dann wird eine Flüssigkeit basischer und ihr pH-Wert steigt.

Die pH-Skala reicht von 0 bis 14, wobei 7 neutral (für Wasser) ist. Da der pH-Wert temperaturabhängig ist, entspricht der neutrale pH-Wert des Bluts bei einer normalen Körpertemperatur 6,7. Allerdings würden wir sterben, wenn wir einen neutralen Blutwert hätten! Blut muss immer basisch sein und Schwankungen sollten sich innerhalb eines sehr begrenzten Bereichs bewegen.

Der pH-Wert von Körperflüssigkeiten

Die meisten Körperflüssigkeiten sind basisch. Ihr pH-Wert wird von unseren Lungen, Nieren und einem Puffersystem reguliert. Diese beeinflussen sich auch gegenseitig auf unterschiedliche Art und Weise.

- Normales Arterienblut und Gewebeflüssigkeit haben einen durchschnittlichen pH-Wert von 7,4 (Normalbereich 7,35–7,45). Venenblut ist mit 7,36 etwas weniger basisch (Zellen bilden Säure bei der Freisetzung von Wasserstoffionen, die in Venen eindringen können).
- Intrazelluläres Blut hat einen pH-Wert von etwa 7,0.
- Pankreassekret ist mit einem pH-Wert von 7,5–8,8 sehr basisch.

Urin kann sowohl sauer als auch basisch sein (pH-Wert zwischen 4,5 und 7,5), Magensaft ist sehr sauer (pH-Wert 1–2). Der Mageninhalt fließt in den Zwölffingerdarm (der erste Teil des Dünndarms) und wird dort basischer, weil er mit Gallensekret und Pankreassekret vermischt wird. Der pH-Wert von Hautflüssigkeit, Hautöl und Schweiß, liegt meistens zwischen 4,5 und 5,75, ist aber im Bereich der Achselhöhlen und der Genitalien etwas weniger sauer.

Welche Rolle spielt der pH-Wert?

Eine Veränderung des pH-Werts von Blut, Gewebeflüssigkeit oder intrazellulärer Flüssigkeit kann erhebliche Folgen für unsere Gesundheit, unser Wohlbefinden und unser Leben an sich haben, da sie sich auswirkt auf:

- die Energieproduktion (messbar als unser Grundumsatz),
- die molekulare Reaktivität,
- die Verschmelzung von Sauerstoff und Kohlendioxid zu Hämoglobin (dem Pigment in den roten Blutkörperchen) und somit den Transport von Sauerstoff zu und von Kohlendioxid aus den Zellen,
- die Oxidation (ein niedriger pH-Wert fördert die Bildung von freien Radikalen, auch reaktive Sauerstoffspezies oder Sauerstoffradikale genannt),
- die Muskelfaserkontraktion,
- die Enzymaktivität,
- die Proteinfaltung und somit auf die Funktion von Protein (inkl. Strukturprotein),
- den Austausch von Kalium und Natrium zwischen Zellmembranen,
- die Biosignale in und zwischen den Zellen,
- den Calciumhaushalt,
- den Fettsäure- und Cholesterinstoffwechsel,
- den Haushalt und die Aktivität bestimmter Hormone und die Reaktion darauf (zum Beispiel Adrenalin, Thyroxin und Wachstumshormone),
- das Zellwachstum, die Zelldifferenzierung, die Zellteilung und die Apoptose (»Zellselbstmord«),
- die Zellmobilität,
- das Verhalten von roten Blutkörperchen (durch einen niedrigen pH-Wert erstarren sie und können weder

Sauerstoff noch Kohlendioxid, Nährstoffe oder Abfallprodukte adäquat transportieren),
- die Größe und das Verhalten weißer Blutkörperchen (durch einen niedrigen pH-Wert werden sie kleiner und passiver).

Wann sich eine Veränderung des pH-Wertes auf die Körperzellen auswirkt, ist nicht immer ganz klar. Dennoch lässt sich sagen, dass ein abnormer pH-Wert (weniger als 6,8 oder höher als 7,8) dazu führt, dass sich die normale, gefaltete Form eines Proteinmoleküls zu »entwirren« beginnt. Setzt sich dieser Prozess fort, beträgt die Lebensdauer nur noch wenige Stunden.

Wie reagiert der Körper auf Veränderungen des pH-Wertes?

Wenn der normale pH-Wert der Körperflüssigkeiten gefährdet ist oder infolge einer Umstellung der Ernährung oder des Lebensstils bzw. durch Krankheit oder Medikamente verändert wird, kann Folgendes eintreten:

- Die Lungen atmen mehr Kohlendioxid ein, um die Säurekonzentration zu senken, bzw. weniger, um die Konzentration zu steigern.
- Die Nieren sondern mehr anorganische Säure-Anionen (vor allem Chlorid) ab, um die Säurekonzentration zu verringern, bzw. weniger, um die Konzentration anzuheben. Diese pH-Anpassung verläuft langsamer als die der Lungen.
- Die Körperflüssigkeiten puffern (minimieren) Veränderungen des pH-Werts durch Anpassung der Hydro-

gencarbonatkonzentration, der nichtflüchtigen, weichen anorganischen Säure-Ionen bzw. Säuren.

- Die Leber kann organische Säure-Ionen umwandeln (wie etwa Laktate in Glykogen).
- Die Zellmembranen erlauben einen stärkeren oder geringeren Austausch von verschiedenen Ionen zwischen Zellen, Gewebeflüssigkeit und Blut.
- Das sympathetische Nervensystem produziert mehr oder weniger Adrenalin zur Unterstützung der Herz-, Lungen- und Nierenfunktion.
- Der Schweiß enthält mehr oder weniger Säure-Anionen (wie etwa Phosphate, Sulfate, Chloride und Laktate).
- Die genannten Reaktionen beeinträchtigen die folgenden unabhängigen, pH-regulierenden Faktoren in den Körperflüssigkeiten:
  1. Differenz der starken Ionen (SID). Die meisten Körperflüssigkeiten sind alkalisch (basisch), da ihr Anteil an stark alkalischen Kationen (Natrium, Kalium und, in geringerem Ausmaß, Calcium und Magnesium) größer ist als der der stark sauren Anionen (Chloride, Sulfate, Phosphate, Laktate). Diese Differenz der starken Ionen und somit auch der pH-Wert sinken bei einer Abnahme der starken Kationen oder einer Zunahme der starken Anionen und umgekehrt. Einfluss auf diese Differenz der starken Ionen hat neben unserer Ernährung die Aktivität des Verdauungstraktes, der Nieren und der Zellen.
  2. Kohlendioxid. Dieses fließt von den Zellen in die Gewebeflüssigkeit und dann ins Blut. Es kann sich

aber auch in umgekehrter Richtung bewegen. Die Konzentration in den Körperflüssigkeiten wechselt mit den Veränderungen des Stoffwechsels, des Blutkreislaufs und der Atemfrequenz.

3. Nichtflüchtige, weiche anorganische Säuren.

Umgekehrt führen Veränderungen in den oben genannten Faktoren auch zu Veränderungen unserer Hydrogencarbonat- und Wasserstoffionenspiegel.

Hydrogencarbonat und die Lungen

Als Produkt des Zellstoffwechsels wird Kohlendioxid über die Blutbahn in die Lungen transportiert, wo ein Überschuss ausgeatmet wird. So wird vermieden, dass der pH-Wert des Bluts sinkt (und es weniger alkalisch wird).

Wenn etwas den pH-Wert des Bluts zu senken droht, fangen wir an, schneller zu atmen, und stoßen dabei mehr Kohlendioxid aus, und umgekehrt.

Hydrogencarbonat und die Nieren

Unsere Nieren filtern Hydrogencarbonat aus dem Blut und scheiden davon etwa 20 Prozent aus. Wenn der pH-Wert des Bluts zu sinken droht, scheiden die Nieren weniger Hydrogencarbonat aus, und umgekehrt.

Hydrogencarbonatpuffer

Puffer verändern ihre Konzentration, um den Säure-Basen-Haushalt stabil zu halten. Hydrogencarbonat ist das wichtigste unserer Puffersysteme. Hydrogencarbonat-Ionen können den pH-Wert anheben (und somit auch die Alkalität), indem sie mit Wasserstoffionen zu Kohlensäure verschmelzen.

Azidose und Alkalose

Eine Azidose (Übersäuerung) ist als eine Art Säureschub zu verstehen oder genauer gesagt (weil Blut, Gewebeflüssigkeit und intrazellulare Flüssigkeit eigentlich nie sauer sind) ein Schub in Richtung weniger Alkalität. Dies geht einher mit der Anhäufung von Säure- und Wasserstoffionen bzw. dem Verlust von Hydrogencarbonat.

Infolgedessen versuchen die Lungen, Nieren und Puffersysteme dies zu kompensieren und einen normalen pH-Wert des Bluts aufrechtzuerhalten oder wiederherzustellen. Dieser völlig normale Vorgang kann auf die Dauer den Körper belasten und Symptome auslösen. Je nach Ausmaß der Kompensation bleibt der pH-Wert des Bluts entweder innerhalb des Normalbereichs oder fällt unter 7,35 ab (und löst Symptome aus).

Umgekehrt ist eine Alkalose als eine Art Basenschub zu verstehen. Auch dies versuchen Lungen, Nieren und Puffersysteme auszugleichen. Je nachdem, wie erfolgreich sie dabei sind, bleibt der pH-Wert des Bluts entweder innerhalb des Normalbereichs oder steigt auf über 7,45 an. Eine Alkalose kommt weniger häufig vor als eine Azidose.

Kohlensäure kann den pH-Wert senken (und somit auch die Alkalität), indem sie zu Wasserstoff- und Hydrogencarbonat-Ionen abgebaut wird. Kohlensäure ist derart weich, dass sie kaum Säure enthält.

Löst eine milde Azidose Symptome aus?

Wissenschaftlern zufolge sind nahezu alle Erwachsenen, die sich auf typisch westliche Art ernähren, fast ständig leicht übersäuert. Die Frage ist nur, ob diese milde Form einer chronisch metabolischen Azidose Symptome auslösen kann. Lang wurde dies von Experten bestritten, aber heute wissen wir, dass dies tatsächlich möglich ist.

Ob diese Symptome durch den Versuch der Lungen, Nieren und Puffersysteme, eine drohende Veränderung des normalen pH-Werts zu kompensieren, ausgelöst werden oder durch einen leicht abgesenkten pH-Wert innerhalb des Normalbereichs, ist nicht ganz klar.

Was löst eine milde Azidose aus?

Es ist davon auszugehen, dass jeder Auslöser einer metabolischen Azidose bei einem pH-Wert von unter 7,35 eine wenn auch milde Form von metabolischer Azidose hervorrufen kann. Wissenschaftler nehmen an, dass es zwei Hauptursachen für eine milde metabolische Azidose gibt:

- eine säurebildende Ernährung,
- ein altersbedingtes Nachlassen der Nierenfunktion.

Das Altern lässt sich nicht ändern, eine falsche Ernährung schon. Wir können die Ursachen, die für eine gravierende metabolische Azidose verantwortlich sind, verändern und stattdessen lediglich eine milde Azidose bekommen. Oder wir nehmen ein Basenpulver zu uns (siehe Seite 37).

PH-WERT DES URINS TESTEN

Ein ungewöhnlich hoher pH-Wert des Urins kann darauf hindeuten, dass die Nieren überschüssige Säuren ausscheiden. Oft ist eine säurebildende Ernährung die Ursache dafür. Normalerweise liegt der pH-Wert von Urin zwischen 4,6 und 8,0, morgens ist der Urin säuerlicher als abends. Deshalb sollte man für einen Urintest den gesamten Urin der letzten 24 Stunden in einem Behältnis sammeln oder jedes Mal, wenn Sie urinieren, einen Teil davon in einem Becher auffangen und sammeln. Teststreifen sind in Drogerien, Apotheken und im Internet erhältlich.

Eine ausgewogene Ernährung

In der westlichen Hemisphäre sind säurebildende Lebensmittel die Regel. Die wenigen basischen Lebensmittel wie Gemüse und Obst können daher den Anteil an säurebildenden Lebensmitteln wie Fleisch, Fisch, Eiern und Getreideprodukten nicht ausgleichen. Die Folge: eine chronische, milde Form von metabolischer Azidose. Hydrogencarbonate spielen eine bedeutende Rolle im regulierenden System, das unseren Körper bei der Bekämpfung einer Azidose unterstützt.

Saure Lebensmittel

Saure Lebensmittel sind nicht per se gleich säurebildende Lebensmittel. Saure Lebensmittel schmecken säuerlich, da sie organische Säuren enthalten (wie Zitronen-, Essig-, Oxal-, Apfel-, Brenztrauben- und Acetylsalicylsäure); »organisch« bedeutet, dass sie ausschließlich Kohlen-, Sauer- und Wasserstoff aufweisen. Manche saure Lebensmittel wie Zitrusfrüchte, Essig, Joghurt, Sauerrahm, Buttermilch und Dickmilch schmecken tatsächlich sauer. Andere wie etwa Bier, Apfelsaft, Honig, Sirup (Melasse), Ahornsirup, Kaffee und »natürlicher« Kakao und Schokolade (Bitterschokolade von Kakaobohnen, die nicht alkalisiert wurden) sind zwar ebenfalls sauer, schmecken aber nicht so.

Organische Säuren tragen nicht zur Säuerung des Körpers bei, da die Leber sie in Kohlendioxid und Wasser umwandelt. Überschüssiges Kohlendioxid wird ausgeatmet und überschüssiges Wasser von den Nieren und Lungen ausgeschieden. Deshalb haben saure Lebensmittel praktisch keine Auswirkung auf den Säure-Basen-Haushalt; manche, wie etwa Zitronensaft und Apfelessig, haben sogar eine basische Wirkung.

Säurebildende Lebensmittel

Diese Lebensmittel sind weder sauer noch schmecken sie so, sie produzieren aber bei der Verdauung und dem Stoffwechsel Säuren, welche die Körperflüssigkeiten weniger alkalisch machen. Eine säurebildende Ernährung ist reich an Fleisch, Getreide, Zucker und kohlensäurehaltigen Getränken sowie arm an Gemüse und Obst.

Bestimmte säurebildende Lebensmittel produzieren Säuren, indem sie mehr sehr starke Säure-Anionen (etwa Sulfate, die bei der Verschmelzung mit Wasserstoffionen Schwefelsäure bilden) freisetzen als sehr alkalische Kationen wie etwa Kalium, das durch Verschmelzung mit Hydrogencarbonat Kaliumhydrogencarbonat bildet.

Da die Nieren lediglich eine begrenzte Menge an Säure-Ionen pro Stunde eliminieren können, führt der Überschuss zwangsläufig zu einer Azidose. Zu den säurebildenden Lebensmitteln zählen:

- Proteine bzw. Eiweiß (z.B. in Fleisch, Fisch, Eier, Käse, Bohnen),
- Getreideprodukte (wie Brot, Frühstücksflocken, Nudeln, Kuchen, Kekse, viele Puddings sowie Reis; dabei gilt, dass Vollkornprodukte weniger säurebildend sind),
- Zucker (vor allem Kristallzucker – weiß wie braun)
- Bestimmte säurebildende Lebensmittel und Inhaltsstoffe haben eine säuernde Wirkung, und zwar unab-

hängig vom Gesamtanteil der säurebildenden Lebensmittel in der Ernährung:

- Tafelsalz (Natriumchlorid) begünstigt eine Azidose, da es die Differenz der starken Ionen im Blut senkt (da der Chloridanteil stärker ansteigt als der Natriumanteil und die Nieren gezwungen werden, Kalium auszuscheiden).
- Tee, Kaffee, Kakao, Schokolade und Hülsenfrüchte (wie Sojabohnen und Kichererbsen) enthalten Purin, das zu Harnsäure verstoffwechselt wird.
- Alkohol begünstigt eine Azidose, da er die Laktatproduktion ankurbelt.

Lebensmittel, die einen »sauren Magen« auslösen

In Kombination mit bestimmten säurebildenden Lebensmitteln und Getränken können sehr saure Lebensmittel (wie Zitronensaft) die Magensaftproduktion ankurbeln und so Verdauungsstörungen auslösen. Zu diesen Lebensmitteln zählen Kristallzucker und Weißmehl, Tee, Kaffee (auch entkoffeinierter) und Kakao, Bier und Wein (wahrscheinlich wegen der bei der Gärung entstandenen Abbauprodukte wie Aminosäuren und Amine).

Basische Lebensmittel

Lebensmittel, die mehr starke Basen-Ionen als starke Säure-Ionen enthalten, produzieren während des Stoffwechsels alkalische Salze wie Hydrogencarbonat. Hierzu zählen:

- Gemüse und Obst,
- bestimmte Nüsse, Bohnen, Getreide, Käse und Zuckerarten.

Zahlreiche Experten betonen, dass in unserer Ernährung basische Lebensmittel bis zu 80 Prozent und säurebildende Lebensmittel nur 20 Prozent ausmachen sollten. In der westlichen Welt ist das allerdings anders, denn hier besteht die Ernährung überwiegend aus säurebildenden Lebensmitteln, während Gemüse und Obst (die wichtigsten basischen Lebensmittel) lediglich 2 Prozent ausmachen!

Unsere Ernährung

Es ist entscheidender, wie unsere gesamte Ernährung auf den Säure-Basen-Haushalt wirkt, als wie ein bestimmtes Lebensmittel sich verhält. Der Grund dafür ist einfach: Wird eine Mahlzeit verdaut und verstoffwechselt, führt dies natürlich im kompletten Endergebnis entweder zu einem eher sauren oder alkalischen Zustand.

Unser Ziel sollte es sein, sich basisch zu ernähren. Mit einer vorübergehenden Azidose infolge einer gelegentlichen säurebildenden Mahlzeit kommen wir schon klar, aber eine chronische, milde Form einer Azidose über Wochen oder gar Monate hinweg kann Symptome auslösen.

Laut Wissenschaftlern gibt es zwei Schlüsselfaktoren, die den Säure-Basen-Haushalt beeinflussen, und zwar:

- Proteine (vor allem aus Fleisch), die säurebildend sind, sowie
- Kalium (sehr wichtig, in Gemüse und Obst), das alkalisch ist.

Eiweiß bzw. Proteine

Tierisches Eiweiß ist in Fleisch, Fisch, Eiern und Milchprodukten enthalten. Laut Wissenschaftlern gleicht der hohe Calciumanteil in Milchprodukten die Azidose begünstigende Wirkung des Eiweißes aus. Pflanzliches Eiweiß findet sich in Bohnen und Erbsen und in Nüssen, Getreide sowie Saaten.

Kalium

Kalium ist in Gemüse und Obst in rauen Mengen vorhanden Es bildet in unseren Körperflüssigkeiten starke Basen-Ionen. Besonders reich an Kalium sind neben Blattgemüse Tomaten, Bananen, Datteln und Avocados.

Welche Lebensmittel und Getränke sind säurebildend, welche basisch?

Wenn in einem Labor Lebensmittel verbrannt werden, entsteht dabei Hitze und es bleibt nur saure oder alkalische Asche zurück. Dieser Vorgang findet vergleichbar auch in unseren Körperzellen statt, wenn Nahrung zu Energie verbrannt wird. Misst man den pH-Wert der Asche, weiß man auch, wie groß die säurebildende oder alkalische Wirkung eines Lebensmittels auf unseren Körper ist. Die Asche, die bei einer durchschnittlichen vegetarischen Ernährung entsteht, ist deutlich alkalischer als die einer durchschnittlichen Allesesser-Ernährung. Grund dafür ist das deutlich höhere säurebildende Potenzial von tierischem Eiweiß.

DAS SÄUREBILDENDE POTENZIAL VERSCHIEDENER LEBENSMITTEL

»Hoch«, »mittel« und »gering« verweisen auf das säurebildende Potenzial eines Lebensmittels. Den meisten Menschen würde es schon helfen, den Verzehr von stark säurebildenden Lebensmitteln einzuschränken:

Fleisch und Fisch	Hoch:	Schweine- und Rindfleisch, Schalentiere
	Mittel:	Eier, Lammfleisch, Seefisch, Huhn
	Gering:	Süßwasserfisch
Milchprodukte	Hoch:	Hartkäse, Eis
	Mittel:	Weichkäse, Sahne
	Gering:	Joghurt, Quark, Milch
Getreide-produkte	Hoch:	Weißmehl, Weißbrot, Nudeln aus Weißmehl
	Mittel:	Vollkornmehl und -brot; Kekse, weißer Reis, Mais, Hafer
	Gering:	Naturreis, Essener Brot, Dinkelmehl und -brot
Nüsse	Mittel:	Pistazien, Erdnüsse, Cashewnüsse, Walnüsse
	Gering:	Macadamianüsse, Haselnüsse
Fette und Öle	Gering:	Margarine, Sonnenblumenöl, Maiskeimöl, Butter
Zucker, Honig,	Mittel:	Schokolade, Kristallzucker, brauner Zucker

Konditorwaren	Gering:	wärmebehandelter Honig, Sirup (Melasse)
Würzmittel	Hoch:	die meisten Essige, Sojasauce, Salz
	Mittel:	Senf, Mayonnaise, Ketchup
Getränke	Hoch:	Spirituosen, Bier, Softdrinks
	Mittel:	Kaffee, Wein, Früchtesaft
	Gering:	Tee
Gemüse	Mittel:	Kartoffeln ohne Schale; Pinto-, Garten- und Limabohnen
	Gering:	Kidneybohnen
Obst	Mittel:	Cranberrys
	Gering:	Zwetschgen, Pflaumen
Sonstiges	Gering:	Kokosmilch

DAS BASISCHE POTENZIAL VERSCHIEDENER LEBENSMITTEL

»Hoch«, »mittel« und »gering« verweisen auf das basische Potenzial eines Lebensmit Den meisten Menschen würde es schon helfen, mehr von diesen Lebensmitteln zu verzehren: Der Weg zur besseren Ernährung

Obst	Mittel:	Avocado, Tomate, Zitrone, getrocknete Feigen, Rhabarber
	Gering:	Ananas, Rosinen, getrocknete Datteln, Erdbeeren, Grapefruit, Aprikosen, Brombeeren, Orange, Pfirsich, Himbeeren, Banane, Trauben, Birne, Heidelbeeren, Apfel, Kokosnuss

Gemüse	Hoch:	Gurke, Sprossen
	Mittel:	Radieschen, Sellerie, Knoblauch, Spinat, Rote Bete, Buschbohnen, Karotten, Schnittlauch, Steckrüben
	Gering:	Brunnenkresse, Lauch, Zucchini, Erbsen, Kohl, Blumenkohl, Pilze, Kohlrübe, Zwiebeln, Blattsalat, Kartoffeln in der Schale, Spargel, Rosenkohl, Süßkartoffeln
Bohnen	Mittel:	Gartenbohnen, frische (oder Tief-kühl-) Sojabohnen
	Gering:	Tofu, Sojamehl, Linsen
Milchprodukte	Gering:	Ziegenkäse, Ziegenmilch, Sojamilch, Buttermilch
Getreide	Gering:	Buchweizen, Dinkel, Wildreis, Quinoa
Nüsse und Saaten	Gering:	Mandeln, Paranüsse, Maronen, Kürbiskerne, Sonnenblumenkerne, Leinsaat, Sesamsaat
Öle	Mittel:	Olivenöl, Leinöl
	Gering:	Rapsöl, Olivenöl
Zucker, Honig	Hoch:	unverarbeiteter Honig, Rohzucker
	Mittel:	Ahornsirup
Getränke	Hoch:	Kräutertee, Zitronenwasser
	Mittel:	grüner Tee
	Gering:	Ingwertee
Sonstiges	Gering:	Apfelessig

Der Weg zur besseren Ernährung

Wer sich bislang nach typisch westlichen Maßstäben ernährt hat, kann seine Ernährung anhand der angeführten Listen ins Gleichgewicht bringen und herausfinden, welche basischen Lebensmittel ihm am ehesten zusagen. Der Vorteil einer solchen Ernährung: Der hohe Gemüse- und Obstanteil liefert zahlreiche gesunde Bestandteile wie etwa Vitamine, Polyphenole, Carotinoide, Phytohormone, Salicylsäure, Ballaststoffe sowie Omega-3-Fettsäuren.

- Wie bereits bemerkt, deuten laut wissenschaftlichen Studien zwei Faktoren auf eine latente Azidose hin: ein Eiweißüberschuss (aufgrund von vor allem zu viel rotem Fleisch) und Kaliummangel (wegen des geringen Gemüse- und Obstanteils). Obwohl dies noch nicht vollends wissenschaftlich bestätigt ist, resultieren meines Erachtens die meisten gesundheitlichen Probleme aus der westlichen Ernährung, in der es an Obst und Gemüse fehlt.
- Pro Tag sollten Sie mindestens drei Gemüseportionen und zumindest zwei Obstportionen zu sich nehmen. Kartoffeln (und Yams, Maniok und Kochbananen) sind dank ihres hohen Kaliumanteils ein wichtiger Bestandteil einer basischen Ernährung. Sie werden bei der täglichen »3+2-Formel« aber nicht angerechnet, da sie nicht als Gemüse, sondern als stärkehaltige Kohlenhydrate betrachtet werden (wie Brot, Reis, Nudeln, Noodles und Zuckermais). Erbsen, Bohnen und Linsen formen zusammen nur eine Portion, ungeach-

tet dessen, wie viel und wie oft am Tag sie verzehrt werden. Der Grund: Sie enthalten weniger Nährstoffe als anderes Gemüse. Dagegen zählen Süßkartoffeln, Pastinaken, Kohlrüben und Steckrüben voll, während Obst- und Gemüsesäfte auch nur als eine Portion gelten – ebenfalls ungeachtet der Menge.

- In den USA und zahlreichen anderen Ländern wird die 3+2-Formel schon längst offiziell empfohlen. Aus einer 2007 in den USA durchgeführten Studie geht jedoch hervor, dass lediglich 11 Prozent aller Menschen sich gemäß dieser Formel ernähren, nur 32 Prozent den Gemüse-Anteil erreichen und 28 Prozent den Obst-Anteil. Außerdem isst ein Viertel aller Menschen nicht täglich Gemüse und 60 Prozent konsumieren kein frisches Obst.
- Einige Fachleute empfehlen sogar neben den zwei Obstportionen bis zu neun Gemüseportionen täglich. Das würde Ihren Hunger auf säurebildende Lebensmittel sicherlich stark reduzieren!
- Gemüse sollte nur kurz gekocht und das kaliumhaltige Kochwasser wiederverwendet werden, zum Beispiel für eine Suppe oder Sauce. Oder essen Sie Gemüse einfach roh.
- Jede (Zwischen-)Mahlzeit sollte auch basische Lebensmittel umfassen.
- Führen Sie ein Ernährungstagebuch, in dem Sie alle Lebensmittel notieren, die Sie in sieben Tagen zu sich genommen haben. Säurebildende Lebensmittel werden rot markiert, basische grün. So verschaffen Sie

sich schnell einen Überblick darüber, wie (wenig) ausgewogen Ihre Ernährung ist.

- Orientieren Sie sich an der Ernährungspyramide der Deutschen Gesellschaft für Ernährung.
- Verwenden Sie nur wenig oder gar kein Salz oder Kaliumsalz.

Ergänzen Sie Ihre Ernährung mit Natron

Natron ist in vielen Haushalten verbreitet. Unter anderem weil es mit Wasser und Säure vermischt winzige Kohlendioxidbläschen erzeugt und als Triebmittel Teige aufgehen lässt und locker macht. Bis in das späte 17. Jahrhundert, als Wissenschaftler herausfanden, dass Natron schneller wirkt, waren Hefe und Eier die wichtigsten Triebmittel.

Natron ist preisgünstig in Supermärkten, Apotheken und Drogerien erhältlich. Die Wahrscheinlichkeit, dass Sie es bereits zu Hause haben, ist ziemlich groß. Wer größere Mengen benötigt, kann sich im Internet auf die Suche machen, da die Verpackungseinheiten in den Läden meist relativ klein sind. Natron ist wie folgt verwendbar:

- pur, wenn das Rezept ein säurehaltiges Lebensmittel, Sahne oder Weinstein (ein Pulver, das mit Wasser vermischt eine saure Flüssigkeit ergibt) enthält,
- in Backpulver,
- in selbsttreibendem Mehl.

Natron in der Küche

Natron macht getrocknete Bohnen und Erbsen weicher, bevor sie für Gerichte wie etwa frittierte Mungobohnen verwendet werden. Vermischt mit Wasser und einer sauren Zutat erzeugt Natron Bläschen, welche stärkehaltige Zutaten wie Weizenmehl, Polenta (Maismehl) oder Kichererbsenmehl luftiger machen.

Natron ist auch eine wichtige Zutat für Falafel, ein vor allem in Nordafrika und im Nahen Osten sehr beliebtes Gericht.

Bei Süßspeisen wie Apfelbeignets oder Waffeln kommen entweder Natron oder Backpulver zum Einsatz.

In fast jedem Sandkuchenrezept wird Natron verwendet, sei es als einziges Triebmittel oder als Bestandteil von Backpulver.

Verwendungstipps

Do

- Luftdicht an einem kühlen und trockenen Ort aufbewahren.
- Vor dem Gebrauch mehrmals mit den anderen trockenen Zutaten durchsieben, damit alles gut vermischt ist.
- Die Zutaten immer schnell verarbeiten und zubereiten, um zu vermeiden, dass Kohlensäure, die beim Rühren in der Schüssel entstanden ist, verfliegt.

- Unbedingt die Mengenangaben im Rezept einhalten. Weniger führt dazu, dass der Kuchen nur bedingt aufgeht und letztendlich hart und bröselig wird. Mehr kann dazu beitragen, dass der Kuchen oder das Brot zu schnell aufgeht, was eine zu lockere Konsistenz bedingt und vorhandene Nüsse oder Obststückchen nach unten sinken lässt. Außerdem lässt zu viel Natron einen Kuchen in der Mitte einsacken.
- Wird in großer Höhe gekocht, sollte man die im Rezept angegebene Menge etwas verringern, da Kohlensäurebläschen sich bei niedrigerem Luftdruck stärker ausdehnen.
- Die Haut von Hühnchen wird knuspriger, wenn sie vor dem Braten mit Natron eingerieben wird.
- Schmeckt eine Sauce oder ein Eintopf zu säuerlich, fügen Sie einfach ½ bis 1 Teelöffel Natron hinzu.
- Weichen Sie getrocknete Bohnen in Wasser mit etwas Natron ein, dann sind sie schneller gar und enthalten weniger Stärke und komplexe Kohlenhydrate. Letztere können im Darm anfangen zu gären und Gase erzeugen, was die Verdauung negativ beeinträchtigt. Die empfohlene Menge: 1 Teelöffel Natron auf 200 Gramm Bohnen. Weichen Sie die Bohnen 12 bis 24 Stunden in einem großen Topf mit Wasser ein. Dann abgießen und sofort kochen.
- Ob Natron, das sich schon länger im Vorrat befindet, noch zu verwenden ist, lässt sich leicht herausfinden: einfach ¼ Teelöffel Natron mit 2 Teelöffeln Essig vermischen. Wenn sich sofort Bläschen bilden, ist es noch wirksam.

Don't

- Beim Kochen von grünem Gemüse hinzugeben, um die Farbe zu erhalten. Stattdessen zerstört Natron den Vitamin-C-Gehalt (Ascorbinsäure) vollends.
- Zu viel Natron kann mit Fett oder Öl reagieren und einen seifigen Geschmack erzeugen, der das Essen verdirbt!
- Durch Backpulver ersetzen, das nur ein Viertel der Triebkraft von Natron besitzt.

Natron einnehmen

Natron ist im Lebensmittelhandel, in Supermärkten, Drogeriemärkten etc. erhältlich. Es ist aber nicht das Gleiche wie Backpulver (siehe Seite 8–11).

Ein Teelöffel Pulver enthält 600 mg Natron. Die gängige Dosis für einen Erwachsenen, die 1- bis 4-mal täglich aufgenommen werden sollte, ist:

- unter 60: ½–1 Teelöffel
- über 60: ¼–½ Teelöffel

Natron wird auch in Kapseln oder Tabletten in unterschiedlichen Dosierungen angeboten.
Die US-amerikanische Lebensmittelbehörde hat eine Obergrenze festgelegt: 16 Gramm täglich für Menschen unter 60 Jahren, 8 Gramm täglich für Menschen über 60 Jahren.

- Damit Natron optimal vom Blut aufgenommen werden kann, sollte man es auf möglichst nüchternen

Magen, also nicht unmittelbar vor oder nach Mahlzeiten einnehmen. Bei Sodbrennen empfiehlt sich eine sofortige Einnahme. Manchmal verabreichen Ärzte Natron auch in Form einer Tropfinfusion. Bei der Einnahme von Natron wird der Magensaft neutralisiert und es entsteht Kohlendioxid, das aufstoßend wirkt. Überschüssiges Natron landet erst im Darm und hat, sobald es vom Blut aufgenommen wurde, eine alkalisierende Wirkung.

TIPPS UND WARNHINWEISE

- Nehmen Sie Natron nicht täglich über einen Zeitraum von mehr als zwei Wochen ein, ohne einen Arzt zu konsultieren.
- Verwechseln Sie Natron nicht mit Backpulver.
- Verwenden Sie Natron nicht während einer natriumreduzierten Diät oder bei Bluthochdruck oder einer Nieren-, Lungen-, Herz- oder Lebererkrankung, Wassereinlagerungen, Harnwegserkrankungen, einem niedrigen Blutcalciumwert oder analen Blutungen, es sei denn, es wurde von ihrem Arzt empfohlen.
- Schwangere oder stillende Frauen und Personen über 60 Jahren sollten nur eine kleine Dosis zu sich nehmen.
- Fragen Sie erst Ihren Arzt, wenn Sie Medikamente mit Wirkstoffen nehmen, die mit Natron reagieren könnten. Dazu zählen: Benzodiazepine, calcium- oder natriumzitrathaltige Präparate, Ephedrin, Fluorochinolone, Eisen, Ketoconazol, Lithium, Methenamin, orale Antidiabetika, Chinidin, Steroide, Tetracycline sowie harnsäuresenkende Medikamente.

- Fragen Sie Ihren Arzt oder Trainer, bevor Sie die Einnahme von Natron zur Leistungssteigerung erwägen.
- Natron ist nicht für Kinder geeignet, es sei denn, Verabreichung und Dosis wurden mit einem Arzt abgestimmt.

Nebenwirkungen

Je nach Dosis und Konstitution kann Natron folgende Nebenwirkungen haben:

- eine metabolische Alkalose mit Brechreiz, Erbrechen, Benommenheit, Kribbeln, Zittern, Muskelzucken, Krämpfen, Schwindel, Kreislaufkollaps, Verwirrung,
- eine erhöhte Natriumkonzentration im Blut (Hypernatriämie), womöglich einhergehend mit Durst, Anschwellen der Knöchel, Bluthochdruck, frequentiertem Urinieren, Krampfanfällen, Herzproblemen bis hin zu Schlaganfall,
- Kaliummangel im Blut (Hypokaliämie), womöglich einhergehend mit Kraftlosigkeit, Müdigkeit, Krämpfen, Kribbeln, Benommenheit, Brechreiz, Erbrechen, Blähungen, Verstopfung, unregelmäßigem Herzschlag, Polyurie, Durst, Verwirrung, Halluzinationen oder Ohnmachtsanfällen,
- Schwächung des zentralen Nervensystems, womöglich mit Kopfschmerzen, Trägheit, Brechreiz, Erbrechen, eingeschränkter Bewegungskoordination, Schwindel oder Verwirrung,
- Burnett-Syndrom – extrem hoher Blutcalciumwert bei Menschen mit einer Niereninsuffizienz, wenn

Natron mit Milchprodukten, Calciumtabletten oder einem calciumhaltigen Säureblocker eingenommen wird. Bei Fortdauer können Kalkablagerungen, Nierensteine und Nierenversagen die Folge sein.
- allergisches Anschwellen des Gesichts, der Lippen, der Zunge und des Halses und Atemprobleme. In diesem Fall sollten Sie sofort einen Arzt aufsuchen.

Bei einer sich anbahnenden gravierenden Reaktion sowie bei einer Überdosis sollten Sie sofort einen Arzt oder Notarzt kontaktieren. Nehmen Sie, wenn Sie einen Arzt aufsuchen oder ins Krankenhaus gehen, unbedingt auch den Behälter mit dem Natron mit.

Die Vorteile einer basischen Ernährung

Die Umstellung auf eine basische Ernährung ist die beste Ausgangsbasis, wenn Sie versuchen möchten, gegen zahlreiche gängige Erkrankungen vorzugehen. Natürliche Behandlungsmethoden basierend auf Natron finden Sie auf den Seiten 41–59. Obwohl diese bei einigen Beschwerden kurzfristig Linderung bringen, ist es wichtig zu verstehen, welchen langfristigen Effekt unsere Ernährung auf einige chronische Erkrankungen hat.

ACHTUNG

Eine tiefgreifende Ernährungsumstellung sollte nur in Abstimmung mit dem Arzt erfolgen.

Angst

Angstzustände können sowohl eine Azidose als auch eine Alkalose begünstigen. Umgekehrt kann eine Azidose auch Angstzustände auslösen, unter anderem durch Ausschüttung des Stresshormons Adrenalin. Das bewirkt eine Muskelanspannung, die wiederum zur Energieproduktion in den Muskelzellen führt, wobei das Säure-Anion Laktat freigesetzt wird.

Außerdem gibt es auch ängstliche Menschen, die schnell atmen und somit zu viel Kohlendioxid ausatmen, was eine respiratorische Alkalose zur Folge hat.

Eine sehr eiweißreiche Ernährung kann eine Azidose bedingen, die wiederum Angstzustände fördert. In dem Fall fühlen sich die Betroffenen mutmaßlich schneller reizbar. Eine chronische Azidose begünstigt Angstzustände auch durch Abbau von Magnesium aus den Knochen.

Arthritis

Rheumatoide Arthritis wird in Verbindung gebracht mit dem Verzehr von Fleisch, Weizenmehl, Zucker, Salz und Kaffee, die ausnahmslos säurebildend sind.

Allerdings zeigt sich dieses Phänomen in Mittelmeerländern seltener, da in der dortigen Traditionsküche rotes Fleisch nur eine untergeordnete Rolle spielt. Auch bei Vegetariern und Veganern tritt eine rheumatoide Arthritis vermindert auf, da sie in der Regel weniger säurebildende Lebensmittel verzehren als Fleischesser. Ebenfalls seltener betroffen sind Menschen, auf deren Speiseplan Kreuzblütlergewächse (wie Kohl und Brokkoli) und Obst stehen.

Bei Menschen mit einer rheumatoiden Arthritis bilden sich häufig Allergien gegen Milch, Getreide, Eier, Fisch und Schweinefleisch aus. Begünstigt wird diese Nahrungsmittelunverträglichkeit durch eine säurebildende Ernährung. Möglich, dass eine solche Ernährung die rheumatoiden Symptome als Teil einer von einer Nahrungsmittelunverträglichkeit ausgelösten Immunreaktion sogar begünstigt (siehe »Lebensmittelallergie« auf Seite 49). All dies deutet darauf hin, dass eine säurebildende Ernährung eine rheumatoide Arthritis fördern kann.

Auch Arthrose (Gelenkverschleiß) wird mit einer Azidose in Verbindung gebracht. In der Regel scheiden die Nieren saure Salze aus. Passiert dies jedoch nicht schnell genug, können diese Salze in der Gelenkflüssigkeit kristallisieren und Entzündungen hervorrufen.

Gicht führt zur Arthritis und kann ebenfalls von einer Azidose ausgelöst werden.

Asthma

Eine Nahrungsmittelunverträglichkeit infolge einer säurebildenden Ernährung kann auch Asthma auslösen (siehe »Lebensmittelallergie« auf Seite 49). Eine bereits vorhandene Azidose wirkt sich negativ auf die Wirkung von atemwegserweiternden Medikamenten im Falle eines Asthmaanfalls aus.

Eine Verengung der Atemwege während eines Anfalls führt zu schneller Atmung. Dabei wird zu viel Kohlendioxid ausgeatmet, was eine respiratorische Alkalose zur Folge hat. Das regt den Hydrogencarbonatpuffer dazu an, die Alkalose zu normalisieren. Ernährt sich die betroffene Person jedoch säurebildend, besteht aller Wahrscheinlichkeit nach ein Hydrogencarbonatmangel, wodurch die Alkalose aufrechterhalten oder sogar verstärkt wird.

Natron könnte zur Entspannung der Atemwege führen und dabei unterstützen, positiv auf die atemwegserweiternden Medikamente zu reagieren.

Krebs

Erste Forschungsergebnisse stützen den Verdacht, dass eine Azidose die Ausbildung von Krebs fördern kann. So kommen Studien beispielsweise zu dem Ergebnis, dass die Teilung von Krebszellen bei einem ziemlich basischen pH-Wert (knapp über 7,4) in manchen Fällen gestoppt wird. Bei diesem pH-Wert wird den Zellen mehr Sauerstoff zugeführt – und das ist gut, denn ein niedriger Sauerstoffwert regt die Vermehrung von Krebszellen an. Aus anderen Studien geht hervor, dass Krebszellen in ihrem Umfeld Azidose erzeugen, was die Wirkung von Krebsmedikamenten (weiche Basen) schmälern kann.

Es gibt noch mehr Hinweise darauf, dass eine Azidose krebsfördernd sein kann:

- Fettsucht wird mit Darm-, Gallenblasen-, Nieren- und Prostatakrebs in Verbindung gebracht. Forscher vermuten auch, dass eine Azidose Fettsucht begünstigt. So erweist sich eine Azidose als Grundursache für Fettsucht und Krebs.
- Eine eiweißreiche Ernährung begünstigt Darm- und Prostatakrebs, während eine Ernährung mit hohem Gemüseanteil sich vorbeugend in Bezug auf Darm-, Brust- und Magenkrebs auswirkt. Dagegen kann eine säurebildende Ernährung zu einer Azidose führen. Folglich scheint eine Azidose gewisse Krebsarten zu befördern.
- Studien belegen, dass eine Azidose zu Diabetes führen kann. Diabetiker haben auch ein erhöhtes Risiko, an gewissen Krebsarten zu erkranken (zum Beispiel Leber- und Bauchspeicheldrüsenkrebs). Eine Azidose kann also sowohl die Entstehung von Diabetes als auch von Krebs fördern.

Nicht bewiesene Anwendungen:

- die Auftragung von Natronpaste auf ein bösartiges Geschwür (Basalzellkarzinom) oder Plattenepithelkarzinom,
- die Einnahme von Ascorbinsäure und Natron bei Magen- oder Darmkrebs. So wird Natriumascorbat freigesetzt, das – so die Hoffnung – Krebszellen zerstört,

- die Einnahme einer Mischung aus Natron und Ahornsirup.

Außerdem hat sich Hydrogencarbonat darüber hinaus auch bei der Krebsdiagnose und der anschließenden Behandlung als nützlich erwiesen. Der Grund: Krebszellen wandeln Hydrogencarbonat in Kohlendioxid um und der sich verändernde Kohlendioxid-Level kann mit einem Magnetresonanztomogramm (MRT-Scan) sichtbar gemacht werden.

Grauer Star

Diese Erkrankung wird ebenfalls mit einer Azidose in Verbindung gebracht. Ausgelöst werden kann sie durch Alter oder Stress, wobei sich unlösliche Calciumsalze aus Phosphor- oder Harnsäure in den Augenlinsen anhäufen. Die Einnahme von Natron sowie eine kaliumreiche Ernährung können helfen, diese Salze aufzulösen.

Konvulsionen

Bei 70 bis 80 Prozent aller Epileptiker sind Konvulsionen (Muskelkrämpfe) an der Tagesordnung, und das trotz einer medikamentösen Behandlung. Es wird vermutet, dass eine Azidose dabei eine Rolle spielen kann.

Konvulsionen können aber auch von einer langsam einsetzenden Immunreaktion aufgrund einer azidosebedingten Nahrungsmittelunverträglichkeit (siehe »Lebensmittelallergie« auf Seite 49) herrühren.

Depression

Das Auftreten einer Depression wird manchmal als Nebeneffekt einer eiweißreichen, kohlenhydratarmen Ernährung beschrieben, die wiederum mit einer milden Form einer metabolischen Azidose in Verbindung gebracht wird.

Eine Depression kann auch von einer langsam einsetzenden Immunreaktion aufgrund einer azidosebedingten Nahrungsmittelunverträglichkeit (siehe »Lebensmittelallergie« auf Seite 49) herrühren.

Diabetes, Prädiabetes und metabolisches Syndrom

Forscher glauben, dass eine Azidose Körperzellen dazu anregt, insulinresistent zu werden. Normalerweise ermöglicht Insulin die Aufnahme von Blutzucker in den Zellen. Sind diese aber resistent, steigt der Blutzuckerspiegel und die Bauchspeicheldrüse erhöht die Produktion von Insulin, um den Anstieg des Blutzuckerspiegels auszugleichen. Dieser sogenannte Prädiabetes kann mit negativen Auswirkungen wie etwa Fettsucht, Wassereinlagerungen, Bluthochdruck, erhöhtem LDL-Cholesterinwert, Müdigkeit, Schwäche, Stimmungsschwankungen, trockener Haut, Marisken und Pigmentflecken einhergehen.

Manche Menschen mit Prädiabetes laborieren gleichzeitig an diversen Erkrankungen, dem sogenannten metabolischen Syndrom. Dieses begünstigt Diabetes, Herzerkrankungen und Schlaganfälle und liegt vor, wenn drei der folgenden Symptome auftreten: Insulinresistenz, Bauchfett, Bluthochdruck, hohe Blutfettwerte oder ein niedriger HDL-Cholesterinwert (»das gute Cholesterin«).

Menschen, die einer Diät folgen, können eine Azidose entwickeln, wenn ihre Diät zu wenig Obst und Gemüse enthält. Das ist vor allem deshalb auch ein Problem, da viele Menschen mit Prädiabetes, metabolischem Syndrom oder Diabetes übergewichtig sind und regelmäßig versuchen abzunehmen.

Vor einer medikamentösen Behandlung mit Antidiabetika und Insulin verschreiben Ärzte Diabetikern nicht selten erst einmal Natron.

Müdigkeit und Konzentrationsschwäche

Diese Phänomene können von einer metabolischen Azidose ausgelöst werden. Eine mögliche Ursache ist Erschöpfung durch schnelle Atmung, die wiederum auf den Versuch des Körpers zurückzuführen ist, einen niedrigen pH-Wert auszugleichen.

Als zweite mögliche Ursache gilt eine – kohlenhydratarme – Schlankheitskur. Durch diesen ernährungsbedingten Mangel an Zucker, der für die Energieproduktion benötigt wird, fangen Körperzellen an, Eiweiß und Fett als Energiequelle zu nutzen. Die Umwandlung von diesen Nährstoffen in verwertbaren Brennstoff dauert jedoch länger als die Umwandlung von Kohlenhydraten in Zucker. Dies wirkt sich vor allem negativ auf die Hirnzellen aus und führt zu Müdigkeit und Konzentrationsschwäche. Außerdem werden bei der Verbrennung von Fett für die Energieproduktion saure Ketonkörper gebildet. Die daraus resultierende Azidose kann nicht nur Müdigkeit auslösen, sondern auch Prädiabetes begünstigen, der wiederum Müdigkeit hervorrufen kann. Der Zuckermangel hat auch negative Auswirkungen auf den Herzmuskel (siehe »Herzerkrankungen« auf Seite 50) und bedingt mangelnde Energie.

Eine dritte mögliche Ursache ist eine langsam einsetzenden Immunreaktion auf eine azidosebedingte Nahrungsmittelunverträglichkeit (siehe »Lebensmittelallergie« auf Seite 49).

Fibromyalgie

Typische Symptome dieser Erkrankung sind steife, schwache, verkrampfte Schultern und Rückenmuskeln und schmerzempfindliche Stellen an Hüften, Knien, Nacken, Wirbelsäule, Ellenbogen oder Gesäßbacken. Weiter kann dieser Zustand mit Müdigkeit, Schlafstörungen, Kopfschmerzen, Schwindel, Dumpfheit, Kribbeln, Reizdarm und Reizblase, Restless Legs, Gedächtnis- und Konzentrationsschwäche, Depression, Angstzuständen, Lärm-, Licht-, Wärme- und Kälteempfindlichkeit und dem Raynaud-Syndrom einhergehen.

Als verantwortlich dafür erachten viele Fachleute eine metabolische Azidose, bei der saure Ionen in den Muskeln und im Bindegewebe eingelagert werden. Verschiedene Studien stützen diese Annahme.

Lebensmittelallergie

Es wird ein Zusammenhang zwischen einer chronischen, milden Form einer metabolischen Azidose und einem niedrigen Hydrogencarbonatspiegel im Körper vermutet. In diesem Fall enthält das Pankreassekret zu wenig Hydrogencarbonat, um saure Speisereste beim Eintritt in den Zwölffingerdarm zu alkalisieren. Infolgedessen bauen seine Enzyme Proteine nicht vollständig ab, wodurch saure Speisereste die Darmschleimhaut schädigen können. In der Folge passieren ganze unverdaute Eiweißmoleküle die undichte Schleimhaut, landen im Blut und schwächen das Immunsystem.

Verzehrt jemand mit einer Eiweißunverträglichkeit ein solches Eiweiß, können zwei Dinge passieren. Entweder haften sich Antikörper des Typs Immunglobulin E (IgE) im Darm, im Blut oder anderswo an und bilden dabei winzige Partikel, Immunkomplex genannt, die Probleme hervorrufen können (wie etwa eine Blockade winziger Blutgefäße). Oder die weißen Blutzellen setzen entzündliche Substanzen frei (wie Histamin oder Leukotriene), die wiederum die Produktion potenziell schädlicher freier Radikale (reaktive sauerstoffhaltige Ionen) ankurbeln können.

Symptome einer Lebensmittelallergie, die in einem Zeitraum von wenigen Minuten bis zu zwei Stunden auftreten, sind die Folge einer heftigen Immunreaktion. Dafür genügt oft nur eine geringe Menge des betreffenden Lebensmittels. Die gängigsten Übeltäter sind: Milch, Eier, Erdnüsse, Nüsse, Fisch, Schalentiere, Soja, Weizen und Orangen. Zu den möglichen Symptomen zählen Schwellungen im Gesicht, an Lippen, Mund, Zunge und Hals, Erbrechen, Durchfall, Bauchschmerzen, Juckreiz, Schnupfen (»Heuschnupfen«), Nesselsucht, Asthma und Bindehautentzündung. Ein bereits vorhandenes Ekzem kann sich verschlechtern. Im schlimmsten Fall tritt ein anaphylaktischer Schock auf (mit potenziell fatalen Atembeschwerden, Blutdruckabfall und womöglich Bewusstseinsverlust).

Später, aber innerhalb von 72 Stunden zutage tretende Symptome einer Lebensmittelallergie resultieren aus einer langsam einsetzenden Immunreaktion. Betroffene Personen reagieren dabei oft auf verschiedene Lebensmittel. Zu den möglichen Symptomen gehören Hitzewallungen, Brechreiz, Erbrechen, Durchfall, Ösophagitis (Entzündung der Speiseröhre), Gastritis (Magenschleimhautentzündung), Bauchschmerzen, Müdigkeit, Muskelschwäche, -schmerzen und -steifheit, Ekzem, Gelenkschmerzen, Herzrasen, Wassereinlagerungen (womöglich mit Blähungen, Kopfschmerzen, Gewichtsschwankungen, vorübergehendem Bluthochdruck, Depression, Konvulsionen und Restless Legs) sowie Gallensteine.

Herzerkrankungen

Die folgenden Feststellungen deuten darauf hin, dass eine Azidose neben einem Mangel an Energie auch einen unregelmäßigen Herzschlag (Vorhofflimmern), Schmerzen in der Brust beim Sport (Angina), Herzanfälle und

Herzfehler zur Folge haben kann. Ob eine chronische, milde Form einer metabolischen Azidose (die von einer typisch westlichen Ernährung herrührt) die gleichen Auswirkungen hat, ist nicht bekannt. Zahlreiche Studien belegen, dass eine Azidose:

- die Energieproduktion aus Zucker in den Herzmuskelzellen senkt. Da die Energieproduktion aus Fetten und Eiweiß länger dauert als aus Zucker, ist Energiemangel eines der ersten auftretenden Probleme.
- die Herzkranzgefäße reizen kann (wenn der pH-Wert unter 7,35 sinkt), was zu tränenden Augen führen kann. Dabei dringt LDL-Cholesterin in die Gefäßauskleidung ein und zieht weiße Blutzellen an. Letztere lösen eine Entzündung aus, wobei das Cholesterin oxidiert und von ihnen umgeben wird. Calcium dringt in die beschädigten Gefäßwände ein, während glatte Muskelzellen anfangen, Kollagen zu produzieren, um die Löcher zu schließen. Dies alles löst eine Arteriosklerose (Gefäßverkalkung) aus. Dabei versteifen und verengen die Gefäße wegen einer kalk- und fetthaltigen, faserigen, mit weißen Blutzellen beladenen Substanz namens Atherom, die sich in den Gefäßwänden anhäuft. Diese Atherom-Plaques können reißen und ein Blutgerinnsel und damit auch einen Herzanfall verursachen.
- den Transport von Kalium, Natrium und Calcium durch die Membranen beeinträchtigt und dem Körper Kalium, Calcium und Magnesium entzieht, da diese Stoffe Säuren im Urin neutralisieren. Dies führt

zu einer Schwächung des Herzmuskels, schränkt die normale Übertragung von elektrischen Impulsen ein und führt zu einer Ansammlung von Natrium und Calcium im Blut, was Bluthochdruck und Atherombildung zur Folge haben kann.

- zu einer Zunahme von LDL-Cholesterin (dem bösen Cholesterin, das gefährlich sein kann, sobald es oxidiert) und einer Abnahme von HDL-Cholesterin (dem schützenden Cholesterin) führt.
- die Menge an Adrenalin erhöht, was den Herzschlag und somit den Sauerstoffbedarf der Zellen ankurbelt.
- die Insulinresistenz begünstigt; da der Blutzucker nicht mehr in die Zellen eingeschleust werden kann, steigt der Blutzuckerspiegel und die Produktion von Insulin wird angeregt. Ein hoher Insulinwert hat jedoch negative Effekte wie etwa die Zunahme von LDL-Cholesterin.
- das Eiweiß Fibrinogen ansteigen lässt, wodurch sich Blutgerinnsel bilden können, was zum Gefäßverschluss führen kann.

Der pH-Wert im Blut ist während des Schlafs am niedrigsten (und am sauersten), also in jener Zeit, in der tödliche Herzanfälle am häufigsten auftreten. Herzrasen kann auch die Folge einer langsam einsetzenden Immunreaktion auf eine azidosebedingte Nahrungsmittelunverträglichkeit (siehe »Lebensmittelallergie« Seite 49) sein.

Bluthochdruck

Es gilt als wahrscheinlich, dass eine Azidose Bluthochdruck begünstigt. Der mögliche Übeltäter ist ein Mangel an Obst und Gemüse in der Ernährung, da nichts darauf hindeutet, dass ein hoher Eiweißanteil allein blutdrucksteigernd wirkt. Die Einnahme von Natron (oder einem anderen alkalisierenden Mittel) kann den Blutdruck senken. Eine Azidose macht Zellen resistenter gegen Insulin und zwingt die Bauchspeicheldrüse dazu, noch mehr Insulin zu produzieren, um einen Anstieg des Blutzuckerspiegels auszugleichen. Das lässt Gefäße überempfindlich auf Adrenalin reagieren, was wiederum Bluthochdruck begünstigt.

Unfruchtbarkeit

Um erfolgreich zu sein, muss ein Spermium erst einen Prozess durchlaufen, der Kapazitation genannt wird: die Oberflächenveränderung seines Kopfes, sodass es sich an einem Ei anhaften kann. Dies geschieht durch fruchtbarkeitssteigernde Peptide, eine in der Prostata erzeugte Substanz, die Spermien bei der Ejakulation beigemischt wird.

Kapazitation findet im weiblichen Genitaltrakt statt, aber nur dann, wenn die Alkalität stimmt. Dies geschieht kurz vor der Ovulation, wenn Cervixdrüsen einen spermienfreundlichen Schleim produzieren, der passend alkalisch, ausgiebig, klar, elastisch und wässrig ist und Stränge enthält, die so konzipiert sind, dass sie das Eindringen des Spermiums in die Eizelle fördern.

Osteoporose

Ein von Osteoporose angegriffener Knochen ist leicht und bruchanfällig. Zu den Risikofaktoren, an Osteoporose zu erkranken, zählen neben Alter auch zu viel oder zu wenig Bewegung, Rauchen, zu wenig helles Tageslicht, ernährungsbedingter Mangel an Calcium, Magnesium, Zink, Vitamin C, D und K, pflanzliche Hormone sowie Ballaststoffe, zu viel Cola Light (wegen des hohen Anteils an Phosphorsäure), eine frühe Menopause, Magersucht und zahlreiche Medikamente und Krankheiten (etwa Darm- und Schilddrüsenstörungen, von denen manche auf eine Azidose zurückgeführt werden können).
Laut einigen Studien zählen auch azidosebedingte Entzündungen dazu.

Eine Azidose wirkt sich negativ auf die Gesundheit der Knochen aus, da es die Aktivität von knochenbildenden Zellen (Osteoblasten) bremst und von knochenabbauenden Zellen (Osteoklasten) ankurbelt.
Forscher vermuten, dass eine Azidose den Knochen Calcium entzieht, um Säure-Anionen im Urin zu verschmelzen.
Außerdem gehen Wissenschaftler davon aus, dass eine chronische, milde Form einer metabolischen Azidose infolge einer säurebildenden Ernährung hierbei ebenfalls eine Rolle spielt. Der Grund: ein Mangel an Obst und Gemüse in der Ernährung.
Gemüse und Obst enthalten viele knochenfreundliche Nährstoffe und sind basisch.

Einige Studien lassen den Schluss zu, dass ein basisches Nahrungsergänzungsmittel die gleiche positive alkalische Wirkung haben könnte.

Übergewicht und Fettsucht

Eine Azidose fördert die Resistenz gegen das Hormon Insulin. Normalerweise sorgt Insulin dafür, dass Blutzucker in die Zellen eingeschleust werden kann. Sind die Zellen aber insulinresistent, steigt der Blutzuckerspiegel an und die Bauchspeicheldrüse fängt an, mehr Insulin zu produzieren, um den überschüssigen Zucker in Fett umzuwandeln.
Zahlreiche Gesundheitsprobleme sind die Folge bzw. stehen in Zusammenhang mit Fettsucht oder Azidose. So können beide zu Herzerkrankungen, Bluthochdruck, Schlaganfällen, Diabetes, dem metabolischen Syndrom, Sodbrennen, Gallensteinen, Bauchspeicheldrüsenentzündung, Arthrose, Gicht, Nierensteinen, Asthma, Müdigkeit, Depression, Schlafapnoe (Atemaussetzer während des Schlafs), Schilddrüsenunterfunktion, einem Aussetzen der Periode bei Frauen, Unfruchtbarkeit und gewissen Krebsarten (obwohl ein Zusammenhang von Krebs und Azidose bislang nur vermutet wird) führen.

Da eine Azidose auch Fettsucht begünstigt, liegt die Vermutung nahe, dass zwischen beiden ein Zusammenhang besteht.

Es wäre interessant zu wissen, inwiefern eine Azidose verantwortlich ist für andere mit Fettsucht in Verbindung gebrachte Erkrankungen wie einer altersbedingten Makuladegeneration (einer Augenerkrankung), Alzheimer, tiefer Venenthrombose, Lungenembolie, Präeklampsie (Schwangerschaftstoxikose), hohen Blutfettwerten, polyzystischem Ovarialsyndrom und Lebererkrankungen.

Menschen, die sich fleischlos ernähren – und daher seltener an einer chronischen milden Form von metabolischer Azidose leiden –, neigen weniger zu Fettsucht.

Fakt ist auch, dass die meisten Übergewichtigen sich falsch ernähren. Eine gravierende Fehlernährung senkt den Hydrogencarbonatgehalt des Pankreassekrets und kann eine Azidose zur Folge haben.

Wer Gewicht verlieren will, sollte sich darüber im Klaren sein, dass er bei der gleichen Kalorienmenge viel mehr Gemüse und Obst als fett-, eiweiß- und kohlenhydratreiche Lebensmittel zu sich nehmen kann. So entspricht ein 250 Gramm schwerer, fett- und zuckerfreier Muffin 900 Gramm Ananas, einer halben Melone, zwei Birnen, 150 Gramm Trauben, einer halben Kiwi, einer halben Papaya und zwei Vollkornbrötchen. Und 200 Gramm Cashewnüsse entsprechen acht Bratkartoffeln.

Vermeiden Sie eine eiweißreiche und kohlenhydratarme Ernährung, da dies eine Azidose hervorrufen kann. Ein weiterer Vorteil einer basischen Ernährung: Sie können mehr essen, nehmen aber trotzdem ab, da der Verzehr von Gemüse und Obst zu Fettverbrennung statt Fettspeicherung führt.

Durchblutungsstörungen

Studien lassen den Rückschluss zu, dass eine Azidose die Verengung und Versteifung von Herzgefäßen, besser bekannt als Arteriosklerose (Gefäßverkalkung, siehe »Herzerkrankungen« auf Seite 50), fördert. Obwohl der Körper Durchblutungsstörungen mit Bluthochdruck auszugleichen versucht, kann eine Gefäßverkalkung irgendwann sogar die Blutzufuhr und somit die Normalfunktion aller Körperzellen beeinträchtigen. Zu den gängigsten der vielen möglichen Symptomen zählen:

- abnorme Kälteempfindlichkeit,
- Impotenz bei Männern,
- Libido-Probleme,
- Blässe,
- Gedächtnisschwächen,
- langsame Wundheilung (vor allem an Beinen, Knöcheln und Füßen).

Schnelles Altern

Lange Zeit haben Forscher nach Lebensstilfaktoren gesucht, die für ein langes Leben verantwortlich sein können und altersbedingten Gesundheitsproblemen wie etwa Falten, Altersflecken, Arthritis, Herzerkrankungen, Diabetes, Krebs, Osteoporose, Makuladegeneration, grauem Star, Gedächtnisschwäche sowie Alzheimer vorbeugen.

Menschen mit besonders hoher Lebenserwartung finden sich in einigen Völkern in Russland (Georgier), Pakistan (Hunza), Ecuador, China, Tibet sowie Peru. Gemeinsam haben alle, dass sie in Höhenlagen leben und Gebirgswasser trinken, das reich an alkalischen Salzen wie Calcium ist, die die Entstehung einer Azidose verhindern. Ein zweites übereinstimmendes Merkmal ist, dass bei diesen Menschen fermentiertes Gemüse, Obst, Getreide, Fleisch oder Fisch auf dem Speiseplan stehen. Diese Nahrungsmittel enthalten zwar Säuren (etwa Milch-, Essig- und Apfelsäure), die während der Fermentation entstehen, aber im Körper werden sie zu Basen verstoffwechselt.

Ein weiterer wichtiger Punkt ist die Tatsache, dass Mineralwasser von Heilquellen gleichbleibend alkalisch ist.

Dagegen ist eine chronische, milde Form einer metabolischen Azidose sehr verbreitet unter Menschen, die sich typisch westlich ernähren. Dazu kommt, dass der Alterungsprozess eine Azidose verstärkt, da bei nachlassender Nierenfunktion immer weniger überschüssige Säuren ausgeschieden werden:

Die mit einer Azidose einhergehende Veränderung des pH-Werts wirkt sich negativ auf Zellen und den Stoffwechsel im Allgemeinen aus, was teils eine verfrühte Alterung bedingt. So wird dies in Verbindung gebracht mit strukturellen Veränderungen im Eiweißhaushalt, der

Oxidation von Fetten und der verminderten Sauerstoffversorgung der Zellen.

Schlaganfall

So wie eine Azidose zu einer koronaren Herzerkrankung und Herzanfällen führen kann (siehe Seite 21–23), kann sie auch Gefäßerkrankungen und Schlaganfälle (von Blutgerinnseln oder Blutungen in Schlagadern ausgelöste Hirnschläge) im Gehirn begünstigen.
Eine säurebildende Ernährung kann hierzu beitragen.

Es gibt Hinweise darauf, dass eine chronische, milde Form einer metabolischen Azidose auch folgende Störungen oder Erkrankungen begünstigt, wenngleich Beweise dafür oder dagegen noch fehlen:

- Hyperaktivität bei Kindern,
- Lupus,
- multiple Sklerose (MS),
- Myasthenie (Autoimmunerkrankung),
- Prämenstruelles Syndrom,
- Sarkoidose (Morbus Boeck),
- Schizophrenie,
- Sklerodermie (Autoimmunerkrankung).

2
Natürliche Mittel für die Gesundheit

Seit jeher wird Natron als natürliches Heilmittel bei unterschiedlichsten Erkrankungen verwendet und kann eine wesentliche Rolle in der täglichen Gesundheitspflege und Hygiene spielen. Vor allem bei der Behandlung von Hautirritationen und Verdauungsproblemen erweist es sich als sehr wirksam.

Sodawasser

Mit Wasser vermischt ergibt Natron ein stärkendes Getränk, während es auch als Paste direkt auf die Haut aufgetragen werden kann. Und im Badewasser, entweder pur oder zusammen mit einem entspannenden ätherischen Öl, ist Natron eine Wohltat für den ganzen Körper.

Sodawasser zu trinken ist eine sehr angenehme Art, Natron einzunehmen. Hierfür benötigen Sie eine wiederbefüllbare 1-Liter-Siphonflasche (Sodasiphon), passende Kartuschen mit Kohlendioxid, etwas Natron sowie Wasser.

- Geben Sie ¼–½ Teelöffel Natron in 1 Liter Wasser.
- Füllen Sie das Natronwasser in die Flasche und setzen Sie die Kohlendioxid-Kartusche ein.
- Aromatisieren Sie das Sodawasser nach Belieben mit etwas Sirup oder Obstsaft. Anders als viele Softdrinks enthält Soda keine Phosphorsäure, die den Knochen Calcium entzieht.

ACHTUNG

- Die genannten Vorgehensweisen ersetzen nicht eine medizinische Diagnose und Behandlung.
- Fragen Sie einen Arzt nach möglichen Ursachen und Therapien, wenn Symptome andauern, quälend werden oder sich verschlechtern.
- Oftmals lassen sich gesundheitliche Probleme bereits durch eine gesunde Ernährung, mehr Flüssigkeitszufuhr, mehr Bewegung, mehr Tageslicht und Frischluft, eine effektive Stressbekämpfung, weniger Alkohol und Nichtrauchen vermeiden oder behandeln.
- Wenn Sie Natron aus welchem Grund auch immer nicht vertragen, fragen Sie Ihren Arzt nach geeigneten Alternativen (wie Kaliumhydrogencarbonat oder Calciumcarbonat).

Natron für die Haut

In Wasser aufgelöstes Natron hat einen alkalischen pH-Wert von 8,3 und kann Symptome einiger Hauterkrankungen wie etwa Juckreiz oder Entzündungen lindern.

Es gibt zwei Möglichkeiten, Natron aufzutragen: entweder als Paste oder als Badezusatz.

Natronpaste

Vermischen Sie 1 Teelöffel Natron in einer kleinen Schüssel mit 1 Teelöffel Wasser zu einer Paste und tragen Sie diese dünn auf die Haut auf. Lassen Sie die Paste trocknen und anschließend 30 Minuten auf der Haut einwirken, bevor Sie die Paste mit Wasser abspülen.

Basenbad

Geben Sie 100 bis 200 Gramm Natron in das angenehm temperierte Badewasser und verleihen Sie dem Wasser durch die Hinzugabe von ein paar Tropfen ätherischem Öl wie etwa Lavendelöl einen angenehmen Duft.

Verdauung, Ernährung und Darmgesundheit

Durchfall

Wenn die Ursache eines anhaltenden, heftigen Durchfalls im Dünndarm liegt, kann der Verlust an Hydrogencarbonat zu einer metabolischen Azidose führen. Liegt die Ursache im Dickdarm, kann das Ausscheiden von Chlorid eine metabolische Azidose auslösen.

Durchfall kann auch Zeichen einer azidosebedingten, langsam einsetzenden Immunreaktion sein.

Heilung von innen

Auf eine basische Ernährung umstellen (siehe Seite 26–31).

Behandlung

Trinken Sie eine Lösung zur Rehydrierung (aus der Apotheke) oder lösen Sie viermal am Tag ½ Teelöffel Natron in einem Glas Wasser auf und nehmen Sie es zu sich.

Gicht

Gicht ist eine Erkrankung, bei der sich nadelförmige Kristalle von Natriumurat (oder genauer Mononatriumurat-Monohydrat) in Gelenken und unter der Haut bilden. Urate entstehen, wenn der Körper Purin aus der Ernährung und aus den Körperzellen zu Harnsäure abbaut, die anschließend als Urat in den Blutkreislauf gelangt. Normalerweise scheiden die Nieren überschüssiges Urat aus, aber bei einer vorhandenen Azidose passiert dies weniger zügig, sodass der Uratwert ansteigt. Manche Betroffene berichten, dass die Einnahme von Natron Gichtanfälle lindern oder gar vermeiden kann. Wird eine Azidose erfolgreich bekämpft, kann wahrscheinlich (denn bewiesen wurde dies bislang nicht) mehr Natriumurat im Blut gelöst werden, sodass sich die Uratkristalle in den Gelenken auflösen. Gichtanfälle treten häufiger nachts als tagsüber auf, also genau dann, wenn der Körper besonders sauer ist. Bei einer Internetumfrage unter Gichtpatienten sagten 85 Prozent aus, dass Natron bei ihnen für Linderung sorgte.

Heilung von innen

Auf eine basische Ernährung umstellen (siehe Seite 26–31).

Behandlung

Nehmen Sie eine Woche lang viermal täglich ½ Teelöffel Natron ein.

Verdauung, Sodbrennen, Magenschleimhautentzündung und Magengeschwür

Eine Azidose infolge einer säurebildenden Ernährung führt dazu, dass der Magen die Produktion von Hydrogencarbonat und Säure ankurbelt. Die Säure führt zu Magenverstimmungen, Sodbrennen, Magengeschwüren und Gastritis (Magenschleimhautentzündung). Sobald der Mageninhalt den Zwölffingerdarm erreicht, liefert das Pankreassekret Hydrogencarbonat, um die Säure zu neutralisieren. Dies regt die Magenschleimhautzellen dazu an, noch mehr Hydrogencarbonat zu produzieren – und dabei stellen sie automatisch auch noch mehr Säure her.

Die Einnahme von Natron kann überschüssige Säure neutralisieren. Das enthaltene Natrium geht jedoch ins Blut über, was für natriumsensitive Personen problematisch sein kann. Daher sind Säureblocker wie Calciumcarbonat, Magnesium oder Aluminiumhydroxid wahrscheinlich empfehlenswerter (da sie vom Blut kaum aufgenommen werden).

Bedenken Sie, dass zu wenig Magensäure auch zu Magenverstimmungen führen kann.

Um herauszufinden, ob der Magen zu wenig Säure produziert, empfiehlt es sich, auf nüchternen Magen ein Glas Wasser mit 1 Teelöffel darin aufgelöstem Natron zu trinken. Wenn Sie nicht innerhalb von fünf bis zehn Minuten aufstoßen müssen (infolge der magensäurebedingten Umwandlung von Natron in Kohlendioxid), haben Sie unter Umständen zu wenig Magensäure – dann würden Säureblocker vermutlich ihre Wirkung verfehlen.

Behandlung
Trinken Sie ein Glas Wasser mit ½–1 ½ Teelöffel darin aufgelöstem Natron. Oder nehmen Sie einen anderen Säureblocker bzw. fragen Sie Ihren Arzt oder Apotheker danach.

Hautprobleme

Theoretisch kann eine Azidose (Seite 21) auch gravierende Hautprobleme hervorrufen. So begünstigt Azidose:

- Juckreiz,
- Entzündungen,
- Allergien,
- Infektionen,
- einen hohen Insulinwert (siehe »Diabetes« Seiten 46–47), der eine trockene Haut, Marisken und Hautfle-

cken am Nacken, unterhalb der Brüste sowie in den Achseln und Hüftbeugen zur Folge haben kann,
- Schmerzen infolge rissiger oder entzündeter Haut.

Eine der Möglichkeiten, zahlreichen Hautproblemen zu begegnen, ist die Umstellung auf eine basische, einer Azidose vorbeugende Ernährung.

Das Aufbringen von Natronpaste auf die Haut hilft ebenfalls bei einigen Hautproblemen.

Allergisches Kontaktekzem

Der Juckreiz lässt sich durch das Aufbringen einer Paste aus Natron und Wasser auf die Haut lindern.

Schnitte und Schürfwunden

Eine Paste aus Natron und Wasser kann den Heilungsprozess der Haut bei Schnitten und Schürfwunden beschleunigen.

Ekzem

Nehmen Sie ein Basenbad. Geben Sie 100 bis 200 Gramm Natron in das angenehm temperierte Badewasser und verleihen Sie dem Wasser durch die Hinzugabe von ein paar Tropfen ätherischem Öl wie etwa Lavendelöl einen angenehmen Duft.

Haut- und Nagelpilz (inklusive Fußpilz)

Lösen Sie täglich eine Handvoll Natron in einem Wasserbad auf und baden Sie die Füße 20 Minuten darin.

Tragen Sie eine Paste aus Natron und Wasser auf die infizierten Zehen- und Fingernägel auf und lassen Sie sie 20 Minuten einwirken.

Bestreuen Sie die Zwischenräume zwischen den Zehen täglich mit etwas Natron.

Hitzeausschlag

Tragen Sie eine Paste aus Natron und Wasser auf die Haut auf.

Insektenbisse und -stiche

Reiben Sie zum Beispiel bei Bienenstichen eine Paste aus Natron und Wasser auf die betroffene(n) Stelle(n). Bei Wespenstichen hilft etwas Säure wie Essig.

Juckreiz

Tragen Sie eine Paste aus Natron und Wasser auf die Haut auf oder nehmen Sie ein Basenbad.

Windelausschlag

Setzen Sie das Baby ein paar Minuten in ein Basenbad und tupfen dann die Haut trocken.

Leichte Verbrennungen oder Sonnenbrand

Das Auftragen einer Paste aus Natron und kaltem Wasser beugt Blasen- und Narbenbildung vor. Die kalte Paste entzieht der verbrannten Haut Hitze; außerdem wirkt Natron beim Auflösen endothermisch (entzieht der Haut rundherum Hitze), sodass noch mehr Hitze abgeführt wird.

Eingerissene Fingerkuppen

Reiben Sie die Fingerkuppen mit etwas Natron ein, wenn der Riss leicht feucht ist. Ist der Riss vollkommen trocken, rühren Sie erst eine Paste aus Natron und Wasser an und tragen diese dann auf.

Splitter

Bringen Sie eine Paste aus Natron und Wasser an der Stelle auf und kleben Sie sie mit einem Wundpflaster ab. Lassen Sie das Ganze über Nacht wirken, um den Splitter zu entfernen.

Mundgesundheit

Zahnpflege

Natron reinigt die Zähne und hellt sie auf. Außerdem wirkt es gegen die Säure, die von Mundbakterien aus Spuren von Zucker und anderen raffinierten Kohlenhydraten hergestellt wird und Karies fördert.

Behandlung

Geben Sie etwas Natron auf die Zahnbürste und reinigen Sie die Zähne vor dem eigentlichen Zähneputzen damit. Dieses »trockene Putzen« mit Natron entfernt Zahnbelag besser als Zahncreme.

Manche Menschen schätzen eine aus zwei gleichen Teilen Natron und feinem Meersalz hergestellte Frischer-Atem-Creme. Salz kurbelt den Speichelfluss an (der antibakteriell wirkt und somit Karies vorbeugt) und enthält Natriumsalz, eine Base, die Säure bekämpft.

Mischen Sie sich aus ½ Teelöffel Natron und ¼ Glas warmem Wasser eine reinigende, erfrischende Mundspülung. Nehmen Sie einen Schluck und spülen Sie den Mundraum damit aus.

Eine aufhellende Zahncreme lässt sich mit Natron und einer 3-prozentigen Wasserstoffperoxidlösung herstellen. Verwenden Sie diese einmal pro Woche und spülen Sie den Mundraum anschließend gründlich mit Wasser aus. Wasserstoffperoxid ist im Internet und manchmal auch in Apotheken erhältlich.

Karies und Zahnfleischerkrankungen

Mundbakterien fördern Karies, da sie sich von Speiseresten ernähren und Säuren produzieren, die den Zahnschmelz angreifen. Hydrogencarbonat hemmt die Bildung von Zahnbelag (eine klebrige Schicht aus Speiseresten auf den Zähnen, die sich zu Zahnstein entwickelt, der wiederum Zahnfleischprobleme hervorrufen kann). Außerdem neutralisiert Hydrogencarbonat die von Bakterien produzierten Säuren, hilft, Karies vorzubeugen, und fördert die Aufnahme von Calcium im Zahnschmelz.

Behandlung

Putzen Sie Ihre Zähne mit einer hydrogencarbonathaltigen Zahncreme oder mit Natron.

Mundgeruch

Eine säurebildende Ernährung fördert Mundgeruch, der aufgrund von Resten von Fleisch oder raffinierten Kohlenhydraten auf oder zwischen den Zähnen entsteht. Mundbakterien bauen diese Reste ab und dabei bilden sich diese unangenehm riechenden Verbindungen im Mund.

Behandlung

Lösen Sie ½ Teelöffel Natron in einem Glas Wasser auf und spülen Sie den Mund damit aus.

Schnelle Lösung

Einen superfrischen, nach Pfefferminz riechenden Atem erreichen Sie schnell mit einem Natron-Kaugummi: Tauchen Sie einen Kaugummi in Wasser, bestreuen ihn dann mit Natron und kauen anschließend fünf bis zehn Minuten.

Mundfäule

Natron lindert die Bläschen und fördert die Heilung.

Behandlung

Lösen Sie 1 Teelöffel Natron in einem Glas Wasser auf. Nehmen Sie davon alle zwei bis drei Stunden einen Schluck und spülen den Mundraum aus.

Allgemeine Gesundheit

Kopfschmerzen

Kopfschmerzen können von einer metabolischen Azidose mit einem pH-Wert unter 7,35 ausgelöst werden. Darüber hinaus ist es möglich, aber noch unbewiesen, dass eine chronische, milde Form einer metabolischen Azidose zu Kopfschmerzen führen kann, da das körpereigene Puffersystem eine extra Anstrengung leisten muss, um den Säure-Basen-Haushalt des Bluts im Normalbereich zu halten.

Heilung von innen

Auf eine basische Ernährung umstellen.

Schnelle Lösung

Wenn Ihre Ernährung säurebildend ist oder Sie Grund zur Annahme haben, dass eine Azidose vorliegt, lösen Sie ½–1 Teelöffel Natron in einem Glas Wasser auf und trinken Sie die Flüssigkeit, um die Kopfschmerzen zu lindern.

Muskelkrampf

Bei einer Azidose kann dem Körper Magnesium entzogen werden, um (saure) Anionen, etwa Laktate, in den Urin zu befördern. Dies kann zu Krämpfen führen. Legen Sie sich so lange wie nötig hin, damit der zu hohe Laktatspiegel im Blut abgebaut werden kann.

Heilung von innen

Auf eine basische Ernährung umstellen.

Behandlung

Schlucken Sie alle sechs Stunden ½ Teelöffel Natron, wenn Sie regelmäßig von Krämpfen geplagt werden.

Blasenentzündung

Eine Azidose führt zu einem relativ sauren Urin. Dies wiederum kann eine Blasenentzündung auslösen und die Entstehung von Harnwegsinfektionen fördern. Eine Blasenentzündung geht mit Schmerzen und starkem Harndrang einher. Die Alkalisierung des Körpers mit Natron hilft, die überschüssige Säure im Urin zu neutralisieren. Außerdem zerstört Natron Bakterien und erhöht die Wirksamkeit gewisser Antibiotika.

Behandlung

Betroffenen Frauen wird empfohlen, viermal täglich ½ Teelöffel Natron in einem Glas Wasser aufzulösen und dies zu trinken. Andere alkalische Mittel gibt es in Apotheken.

ACHTUNG

Suchen Sie einen Arzt auf, wenn es Ihre erste Blasenentzündung ist oder wenn es Ihnen nach zwei bis drei Tagen nicht besser geht. Männer und Kinder sollten sich sofort an einen Arzt wenden.

Allgemeine Infektionen

Es wird vermutet, dass ein eher alkalisches Blut Infektionen mit Bakterien und Viren vorbeugen und lindern kann.

Heilung von innen

Auf eine basische Ernährung umstellen.

Behandlung

Trinken Sie bei Infektionsverdacht viermal pro Tag ein Glas Wasser mit ½ Teelöffel darin aufgelöstem Natron.

Heuschnupfen oder juckende Augen

Natron kann helfen, den Juckreiz zu lindern.

Behandlung

Benetzen Sie die juckenden Augen ein- bis zweimal pro Tag mit einer Mischung aus ½ Teelöffel Natron und ½ Tasse kaltem Wasser. Im Kühlschrank ist diese Lösung ein bis zwei Tage haltbar.

Erkältung oder Grippe

Das Inhalieren mit einer Natronlösung hilft bei einer verstopften Nase oder Nebenhöhle.

Schnelle Lösung

Geben Sie 1 Teelöffel Natron und 1 Teelöffel Salz in eine Schüssel mit gerade aufgekochtem Wasser. Beugen Sie sich über die Schüssel, sodass Ihr Gesicht sich knapp über dem Wasser befindet, und legen Sie ein Handtuch so über Ihren Kopf, dass auch die Schüssel damit bedeckt ist. Inhalieren Sie ungefähr 20 Minuten oder so lange wie nötig.

3
Natürliche Schönheitspflege

Natron lässt sich wunderbar für die Schönheitspflege nutzen. Es macht Wasser weicher, sodass Sie weniger Seife für die Gesichts- und Körperreinigung benötigen und weniger Shampoo zum Haarewaschen. Das ist gut, denn je mehr Seife Sie verwenden, umso mehr wertvolle natürliche Substanzen (Öl und Säure) werden von der (Kopf-)Haut abgetragen.

Die raue Beschaffenheit von Natron hilft, die Haut zu reinigen. Mit den winzigen runden Teilchen können Sie ein Peeling durchführen und tote Zellen entfernen. So wird die Haut glatt, strahlend und wirkt jünger und gesünder. Außerdem regt Natron die winzigen Blutgefäße (Kapillaren) an, was die Haut frisch aussehen lässt. Und ganz nebenbei beseitigt es auch etwaige Mitesser.

Mit natronhaltiger Zahncreme lässt sich Zahnbelag (die klebrige Schicht aus Speiseresten und Bakterien auf den Zähnen) und Zahnstein (harte, calciumhaltige Ablagerung, die Karies begünstigt) bekämpfen. Außerdem profitieren Zähne von der Alkalität von Natron. Denn Natron kann die von Bakterien beim Abbau von Zucker und anderen raffinierten Kohlenhydraten im Mund erzeugte Säure neutralisieren. Das ist wichtig, da Säure zu Karies führen kann.

Dank seiner Alkalität hat Natron antiseptische und antimykotische Eigenschaften, die helfen können, kleinen Haut- und Kopfhautentzündungen vorzubeugen oder zu behandeln. Außerdem hat Natron eine desodorierende Wirkung, da es auch die stark riechenden, kurzkettigen Fettsäuren im Schweiß in den Achselhöhlen neutralisiert.

Schließlich wird Natron noch für die Herstellung von brausenden Badesalzkugeln, auch »Badebomben« genannt, verwendet.

Auf den nächsten Seiten finden Sie zahlreiche Tipps für die Verwendung von Natron bei der persönlichen Schönheitspflege und Rezepte für natronhaltige Hygieneprodukte wie Zahncreme, Deo und Badekugeln.

ACHTUNG

- Natron kann zur Austrocknung der Haut oder zu Hautirritationen führen. Deshalb sollten Sie entsprechende Produkte erst auf einer kleinen Hautstelle testen.
- Verwenden Sie Natron nicht öfter als zweimal pro Woche für die Hautpflege.

Pflegebad

Geben Sie 100 Gramm Natron in das Badewasser, um es weicher zu machen. Fügen Sie noch ein paar Tropfen ätherisches Öl hinzu, um den Wellnessfaktor zu erhöhen. Zedernholz-, Weihrauch- oder Lavendelöl gelten als sehr entspannend, während Geranium-, Jasmin-, Neroli- oder Ylang-Ylang-Öl vitalisierend und Kardamomöl anregend und erquickend wirken.

Um die reinigende Wirkung zu steigern, braucht es keine Seife, sondern nur ein paar Spritzer Shampoo.

Lust auf ein Bad, das Sie an einen Kurort am Meer erinnert? Dann lösen Sie neben den 100 Gramm Natron noch 100 Gramm Meersalz im Badewasser auf.

Um Blähungen zu vermindern und Ihren Körper auf eine geruhsame Nachtruhe vorzubereiten, können Sie dem abendlichen Bad 100 Gramm Natron und 2 Teelöffel Bittersalz hinzugeben. Das hilft, Ihren Körper zu entgiften. Für die ultimative Entspannung sorgen schließlich noch ein paar Tropfen ätherisches Öl nach Wahl.

Badekugeln

Badekugeln sind bunte Badesalzklumpen, die anfangen zu sprudeln, wenn man sie ins Badewasser wirft. Geben Sie eine solche »Badebombe« in Ihr nächstes Bad und beobachten Sie, was passiert. Das Sprudeln kommt daher, dass Zitronensäure und Natron mit Wasser reagieren und dabei Kohlendioxidbläschen entstehen. In Seidenpapier gewickelt eignen sich die bunten Badekugeln wunderbar als Geschenk.

200 g Natron
200 g Zitronensäure
10 Tropfen ätherisches Öl nach Belieben
2–3 Tropfen Lebensmittelfarbe
1 Teelöffel Mandel- oder Babyöl

1. Natron in einer Schüssel mit der Zitronensäure vermischen.
2. Das ätherische Öl und die Lebensmittelfarbe hinzugeben und alles noch einmal gründlich vermischen.
3. Tropfenweise Mandel- oder Babyöl untermengen – die
4. Mischung sollte krümelig bleiben, jedoch nicht sofort auseinanderfallen, wenn man leicht hineindrückt.
5. Mischung in die Vertiefungen von Eierbehältern aus Kunststoff oder Silikon oder in beschichtete Törtchenformen, kleine Joghurtgläser oder spezielle Formen aus dem Fachgeschäft füllen.
6. Die Kugeln vor Verwendung mindestens eine Woche lang in den Formen trocknen lassen.

ZITRONENSÄURE

Zitronensäure erhalten Sie in Supermärkten, Apotheken und im Onlinehandel. Sie zählt zu den sogenannten Alphahydroxysäuren (AHA), auf die Hersteller von Schönheitsprodukten gerne zurückgreifen. Hautpflegemittel, die AHA enthalten, wirken feuchtigkeitsspendend und fördern die Abschuppung der Haut, da sie die Haut dabei unterstützen, Wasser zu speichern und tote Hautzellen abzustoßen.

Desodorieren

- Wenn Sie dem Badewasser Natron zugeben (siehe »Pflegebad« auf Seite 77) werden etwaige Körpergerüche neutralisiert.
- Statt als Badezusatz lässt sich Natron auch als trockenes Deo verwenden.
- Wenn Sie etwas Natron als Talkumpudererersatz zwischen die Zehen oder in (enge) Strümpfe (Nylonstrümpfe) oder Socken streuen, bleiben Ihre Füße immer schön frisch und trocken.
- Geben Sie vor Verwendung etwas Natron auf eine frische Binde, um etwaige Gerüche zu vermeiden.

Hausgemachtes Deo

½ Teelöffel Natron
1–2 Tropfen Wasser
1 Tropfen ätherisches Öl

1. Alle Zutaten in einer kleinen Schüssel zu einer Paste vermischen.
2. Etwas Deopaste auf die Achseln auftragen.

Glatte Haut

Peeling

Stellen Sie aus 3 Teilen Natron und 1 Teil Wasser eine Peelingpaste her. Massieren Sie nach der Reinigung der Haut die Paste behutsam in die Haut ein und spülen Sie sie anschließend ab.

Mit einer Natron-Zitronen-Paste werden spröde Lippen wieder weich. Die Paste auftragen, abspülen und etwas Lippenbalsam auf die Lippen geben.

Nagelhaut wird wieder schön weich, wenn Sie sie erst befeuchten, dann mit etwas Natron einreiben, abspülen, abtrocknen und zum Schluss etwas Feuchtigkeitscreme einmassieren.

Trockene, raue oder harte Haut weicher machen

Wenn Sie Natron mit etwas extra nativem Olivenöl vermischen, erhalten Sie eine Paste, die Ihre Haut wunderbar weich macht. Fügen Sie nach Belieben noch einen Duft hinzu, zum Beispiel ein paar Tropfen ätherisches Lavendel-, Rosen- oder Neroliöl. Reiben Sie Ihre Hände, Ellenbogen, Fußsohlen und andere trockne, raue bzw. harte Hautstellen mit der Paste ein. Lassen Sie sie 30 Minuten einziehen, dann spülen Sie die Paste mit warmem Wasser ab und geben sofort etwas Feuchtigkeitscreme auf die jeweiligen Hautpartien.

Rasieren

Mischen Sie aus Natron und Wasser eine Paste, die Sie vor dem Rasieren als Rasierschaum- oder Gel-Ersatz auf die Haut auftragen. Die Natronpaste trocknet die Haut weniger aus als die meisten Seifen, da es die natürliche Öl- und Säureschicht der Haut nicht antastet.

Hautausschlag nach dem Rasieren lässt sich schnell mit einer ebensolchen Paste aus Natron und Wasser lindern. Sie können die Paste an sichtbaren Stellen, wie Gesicht oder Beinen, wieder abspülen, bevor Sie sich unter Menschen begeben.

Hautausschlag nach dem Rasieren lässt sich übrigens vermeiden, wenn Sie die Haut mit der oben beschriebenen Paste weich machen.

Mitesser entfernen

Reinigen Sie Ihr Gesicht zweimal am Tag mit einer Natronpaste und trocknen Sie es danach gut ab. Dazu erst in einer kleinen Schüssel 1 Teelöffel Natron mit ca. 1 Teelöffel Wasser vermischen. Die betroffenen Hautstellen mit der Paste bestreichen, um Mitesser zu lösen und zu entfernen. Paste 10 bis 20 Minuten einwirken lassen und danach abspülen. Anschließend die natürliche Säureschicht der Haut wiederherstellen, indem Sie die Haut mit etwas Apfelessig betupfen.

Natron-Gesichtsmaske

In dieser Maske werden die natürlichen Peeling-Eigenschaften von Natron mit zwei anderen natürlichen Schönheitshelden kombiniert: Apfelessig und Zitronensaft.

½ Tasse Natron
1 Teelöffel Apfelessig
1 Teelöffel Zitronensaft

1. Die Zutaten in einer kleinen Schüssel zu einer Paste vermischen.
2. Die Paste mit den Fingern in kreisenden Bewegungen auf die trockene Gesichtshaut auftragen.
3. Mindestens zehn Minuten einwirken lassen und dann mit warmem Wasser abspülen.

Bräunungscreme entfernen

Stellen Sie aus Natron und Zitronensaft eine Paste her. Reiben Sie diese auf ungleichmäßig gebräunte oder fleckige Hautstellen. Vor dem Duschen mit einem Handtuch entfernen.

Haarpflege

Vermeiden Sie Produkte wie Haarsprays oder Haargels, indem Sie in Ihrer Handfläche die übliche Menge an Shampoo mit 1–2 Teelöffeln Natron vermischen. Massieren Sie das Shampoo in Ihr Haar ein und spülen Sie es gut aus. Wiederholen Sie den Vorgang und gestalten dann Ihr Haar wie immer.

Stellen Sie Ihr eigenes Trockenshampoo her und gönnen Sie fettigen Haaren, wenn Sie mal wenig Zeit haben, eine Trockenwäsche. Einfach mit Natron bestreuen, einmassieren und gründlich ausbürsten. Sie können das Natron mit ein paar Tropfen ätherischem Öl mischen, um einen angenehmen Duft zu erhalten.

Fußpflege

Bei schmerzenden Füßen empfiehlt es sich, 4 Esslöffel Natron in einer Schüssel mit warmem Wasser aufzulösen. Stellen Sie die Schüssel auf den Boden, setzen Sie sich hin und baden Sie Ihre Füße 10 bis 15 Minuten lang im Wasser. Geben Sie nach Belieben ein paar Tropfen ätherisches Öl hinzu.

Hand- und Nagelpflege

Stellen Sie aus 1 Teelöffel Natron und etwas Wasser eine Paste her. Tragen Sie sie auf die Haut um die Fingernägel herum auf und reiben Sie mit einer Nagelbürste abgestorbene Nagelhaut ab. Anschließend mit warmem Wasser abspülen.

Vermischen Sie den Saft einer ½ Zitrone mit ausreichend Natron, um eine Paste herzustellen. Streichen Sie die Paste auf die Nägel, um Flecken oder Verfärbungen zu entfernen. Fünf Minuten einwirken lassen und dann mit warmem Wasser abspülen.

Bürsten reinigen

Manche Make-up- und Haarpflegeprodukte werden mit einer Bürste aufgetragen, in der anschließend Produktreste zurückbleiben. Füllen Sie eine Schüssel mit warmem Wasser und geben Sie 2–3 Teelöffel Natron hinein. Legen Sie die Bürste(n) hinein und lassen Sie die Natronmischung 15 bis 20 Minuten einwirken. Danach die Bürste(n) abspülen und auf einem trockenen, sauberen Handtuch trocknen lassen.

4
Natürliche Reinigungsprodukte

Natron ist ein ungiftiges Mittel, mit dem Sie Wohnräumen und Wäsche einen frischen, sauberen und angenehmen Duft verleihen können. Es ist vielseitig und überall im Haus einsetzbar. Reinigungsmittel selbst herzustellen scheint auf den ersten Blick aufwendiger zu sein, als sie zu kaufen, aber zahlreiche Vorschläge in diesem Kapitel sind extrem schnell und einfach zu realisieren – und benötigen ganz gewöhnliche Zutaten, von denen die meisten sowieso im Vorratsschrank stehen.

Vorteile von Natron als Reinigungsmittel

Produkte selbst zu mischen macht Spaß und vielleicht sogar ein bisschen süchtig. So erobern Sie nicht nur die Kontrolle darüber zurück, was Sie in Ihrem eigenen Umfeld einsetzen, Sie sparen auch noch eine Menge Geld. Natürlich haben wir alle viel zu tun und deshalb scheint es einfacher, für jeden Bedarf ein neues Fertigprodukt zu kaufen. Doch überlegen Sie einmal, wie viele Vorteile es hätte, all diese Dinge im Laden lassen zu können.

Natron ist leicht scheuernd und hat entfettende, desodorierende Eigenschaften und macht Wasser weich. Bewahren Sie Natron am besten in einem Mehlstreuer auf und verwenden Sie es direkt oder mischen Sie eines der folgenden Rezepte. Wer Natron einmal ausprobiert hat, wird erstaunt sein, wie gut es das eigene Zuhause reinigt und erfrischt.

Größere Kontrolle

Gekaufte Produkte enthalten oft einen Cocktail an aggressiven Chemikalien, die über die Haut und die Atmung in unseren Körper gelangen können. Wenn Sie Ihre Produkte selbst herstellen, haben Sie die Gewissheit, dass diese ausschließlich aus natürlichen, ungefährlichen Stoffen bestehen. Den Wirkungsgrad eines Produktes bestimmen Sie selbst, indem Sie es nach Bedarf verdünnen. Sie stellen ein Basisprodukt her, das Sie – entsprechend abgewandelt – für diverse Reinigungszwecke nutzen können.

Kostengünstig

Die meisten Bestandteile natürlicher Reinigungsmittel sind überall erhältlich und nicht teuer. Am gängigsten sind Grundnahrungsmittel wie Zitronen, Essig und Natron.

Umweltfreundlich

Bei der Verwendung von natürlichen Produkten spricht man häufig auch von »Putzen ohne Chemie«. Die eigene Herstellung von Reinigungsmitteln ist nicht nur erheblich umweltschonender als die kommerzieller Reinigungsprodukte, sondern spart auch eine Menge Plastikabfall. Denn nicht alle Verpackungen von Fertigprodukten sind recycelbar. Bei manchen kann zudem nicht ausgeschlossen werden, dass Bestandteile in Tierversuchen getestet wurden.

Ungefährlich für Kind und Haustier

Wer weiß, dass die selbst hergestellten Reinigungsprodukte keine gefährlichen Stoffe enthalten, muss sich in manchen Situation weniger Sorgen machen – zum Beispiel, wenn Kinder und/oder Haustiere einmal mit ihnen in Kontakt kommen. Gleiches gilt für allergische Familienmitglieder. Denn bei hausgemachten, natürlichen Reinigungsmitteln ist es unwahrscheinlich, dass Asthmaanfälle oder Haut- bzw. Augenirritationen ausgelöst werden.

Wohlfühlatmosphäre

Produkte, die ätherische Öle enthalten, wirken sich positiv auf die Stimmung aus. So können Sie den Frühjahrsputz mit einer Aromatherapie für die ganze Familie kombinieren!

Reinigungsprodukte

Die folgenden natürlichen Reinigungsprodukte eignen sich für vielerlei Haushaltszwecke und sind einfach und leicht zu erstellen. Benötigen Sie eine höhere Reinigungskraft, sollten Sie die stärkeren Versionen ausprobieren. Befolgen Sie unbedingt die Anweisungen hinsichtlich Verwendung und Lagerung.

Wenn Sie unsicher sind, ob ein Reinigungsmittel für eine bestimmte Oberfläche geeignet ist, probieren Sie es am besten erst auf einer kleinen, versteckten Fläche aus.

Basis-Reinigungsflüssigkeit

600 ml warmes Wasser
2 Spritzer Spülmittel
1 Teelöffel Natron

Das warme Wasser in eine große Schüssel gießen, die restlichen Zutaten hinzufügen und alles gut vermischen.

Verwendung und Lagerung
Stellen Sie nur so viel her, wie Sie gerade brauchen, und verwenden Sie den Reiniger direkt aus der Schüssel. Oder füllen Sie die Flüssigkeit in eine entsprechend etikettierte Sprühflasche ab. Setzen Sie den Sprühkopf aber erst auf, wenn das Mittel nicht mehr sprudelt. Schütteln Sie die Flasche vor jeder Verwendung.

BÜRSTEN

Reinigen Sie Haarbürsten, Kämme, Zahnbürsten und Schminkutensilien, indem Sie sie 30 Minuten in etwas Basis-Reinigungsflüssigkeit legen und anschließend gut ausspülen.

Extrastarke Reinigungsflüssigkeit

Dies ist eine extrastarke Version des Basis-Reinigers von Seite 88. Da sie Essig und Zitronensäure enthält, die Oberflächen angreifen und stumpf machen können, eignet sie sich allerdings nicht für gewachste Oberflächen, Granit und andere Steinoberflächen.

600 ml warmes Wasser
2 Spritzer Spülmittel
1 Teelöffel Natron
120 ml weißer Haushaltsessig, optional
2 Zitronen, optional

1. Das warme Wasser in eine große Schüssel geben, Natron und Spülmittel hinzufügen und alles gut vermischen.
2. Entscheiden Sie sich, ob Sie Essig oder Zitronensaft (niemals beides!) verwenden wollen. In letzterem Fall die Zitronen halbieren und den Saft über einem feinen Sieb auspressen, um die Kerne aufzufangen. Essig oder Zitronensaft hinzugeben und vermischen (es sprudelt stark).

Verwendung und Lagerung

Stellen Sie nur so viel her, wie Sie gerade benötigen, und verwenden Sie den Reiniger direkt aus der Schüssel. Oder füllen Sie ihn in eine entsprechend etikettierte Sprühflasche ab. Setzen Sie den Sprühkopf erst auf, wenn das Mittel nicht mehr sprudelt. Schütteln Sie die Flasche vor jeder Verwendung.

Basis-Reinigungspaste

Diese Paste eignet sich im Besonderen für die Reinigung von stark verschmutzten Oberflächen wie etwa Badewannenrändern. Die benötigte Menge hängt vom Verschmutzungsgrad ab. Das Verhältnis beträgt aber immer 3 Teile Natron auf 1 Teil Wasser.

3 Teelöffel Natron
ein paar Tropfen ätherisches Zitronen-, Teebaum- oder Lavendelöl, optional
1 Teelöffel Wasser

1. Das Natron in eine kleine Schüssel geben, das Wasser hinzufügen und alles gut zu einer Paste vermischen.
2. Für einen angenehmen Duft nach Belieben ein paar Tropfen ätherisches Öl untermischen.

Verwendung und Lagerung

Stellen Sie nur so viel her, wie Sie gerade benötigen, und verwenden Sie die Paste direkt aus der Schüssel. Fügen Sie noch etwas Wasser hinzu, wenn die Paste auszutrocknen droht.

Extrastarke Reinigungspaste

Mischen Sie anhand des nebenstehenden Rezepts die Basis-Reinigungspaste zusammen und verwenden Sie dabei statt Wasser Essig.

Verwendung und Lagerung

Stellen Sie nur so viel her, wie Sie gerade benötigen, und verwenden Sie die Paste direkt aus der Schüssel. Fügen Sie noch etwas Wasser hinzu, wenn die Paste auszutrocknen droht.

Reinigungsbalsam

Mischen Sie anhand des nebenstehenden Rezepts die Basis-Reinigungspaste zusammen. Verwenden Sie dabei so viel Wasser, dass die Paste die Konsistenz einer dicken Creme annimmt. Für einen angenehmen Duft nach Belieben noch ein paar Tropfen ätherisches Öl wie etwa Zitronen-, Teebaum- oder Lavendelöl hinzugeben.

Verwendung und Lagerung

Stellen Sie nur so viel her, wie Sie gerade benötigen, und verwenden Sie den Balsam direkt aus der Schüssel. Oder füllen Sie ihn in ein entsprechend etikettiertes Glas ab. Setzen Sie den Deckel erst auf, wenn das Mittel nicht mehr sprudelt. Schütteln Sie das Glas vor jeder Verwendung.

Scheuerpulver

In diesem Rezept werden Borax-Ersatz (Natriumsesquicarbonat), der im Internet erhältlich ist, und Salz verwendet. Der Borax-Ersatz hat bleichende, schmutzlösende, desodorierende und desinfizierende Eigenschaften, während das Salz entfettend und reinigend wirkt.

1 Teelöffel Natron

1 Teelöffel Borax-Ersatz

1 Teelöffel Tafelsalz

1 Natron mit Borax-Ersatz und Tafelsalz in einer Schüssel vermischen.

2 Pulver je nach Anwendungsbereich auf einen Schrubber, einen Lappen oder auf eine alte Zahnbürste streuen.

Verwendung und Lagerung

Stellen Sie nur so viel her, wie Sie gerade benötigen, und verwenden Sie das Pulver direkt aus der Schüssel. Oder füllen Sie es in ein entsprechend etikettiertes (Kunststoff-)Behältnis ab.

INSEKTEN

Flecken, die nach der Entfernung von toten Insekten auf der Windschutzscheibe zurückbleiben, beseitigen Sie am besten mit einem feuchten Schwamm mit etwas Natron. Anschließend abspülen und trocken wischen.

Reinigungsmittel für die Küche

Wahrscheinlich bewahren Sie irgendwo in der Küche Natron auf – jederzeit einsatzbereit fürs Kochen, aber vor allem fürs Backen. Probieren Sie doch auch mal diese natürlichen Reinigungsvorschläge aus.

Hände

- Waschen Sie sehr schmutzige Hände erst mit Seife. Dann bestreuen Sie sie mit Natron, reiben die Hände kräftig, spülen und trocknen sie ab.

- Streuen Sie etwas Natron in Gummihandschuhe, damit sie frisch bleiben und sich leicht anziehen lassen.

Schmutzige Teller

- Geben Sie 50 Gramm Natron und den Saft einer ½ Zitrone in das Spülwasser, um die Teller zu entfetten und Speisereste zu lösen. So benötigen Sie weniger Spülmittel als sonst.
- Bewahren Sie Scheuerschwämme aus Stahlwolle in etwas Natron auf, dann rosten sie nicht.
- Reinigen Sie das Spülbecken mit der Extrastarken Reinigungsflüssigkeit (siehe Seite 89) oder mit einem feuchten Schwamm oder Lappen mit etwas Natron.

Abfluss

- Schütten Sie 200 Gramm Natron in den Abfluss und gießen Sie 240 Milliliter heißen Essig darauf. Warten Sie 30 Minuten und gießen dann kochendes Wasser (einen Wasserkocher voll) nach. Notfalls noch mit einer Saugglocke nacharbeiten.
- Abflussverstopfungen lassen sich vermeiden, indem Sie den Abfluss regelmäßig reinigen und einmal im Monat 100 Gramm Natron hineingeben und mit kochendem Wasser (ein Wasserkocher voll) nachspülen.

Spülmaschine

- Mischen Sie 2 Esslöffel Natron mit 2 Esslöffeln Borax-Ersatz (siehe Seite 91) und verwenden Sie dies als Reinigungspulver für die Spülmaschine.

- Unerwünschten Gerüchen beugen Sie vor, indem Sie die Dosierkammer mit Natron füllen und einen Spüldurchgang laufen lassen.
- Alternativ dazu können Sie die Maschine innen und außen mit der Basis-Reinigungsflüssigkeit (siehe Seite 88) oder der Extrastarken Reinigungsflüssigkeit (siehe Seite 89) säubern.
- Oder streuen Sie nach dem Ausräumen einfach 100 Gramm Natron auf den Spülmaschinenboden.

Kühlschrank und Tiefkühler

- Den Kühlschrank oder Tiefkühler innen und außen mit der Basis-Reinigungsflüssigkeit (Seite 88) säubern und anschließend nass auswischen. Der zurückbleibende Film verleiht dem Gerät einen süßlichen Duft.
- Verschmutzte Stellen mit der Basis-Reinigungsflüssigkeit (Seite 88) säubern und mit Wasser nachwischen.
- Verleihen Sie Ihrem Kühlschrank oder Tiefkühler einen süßlichen Duft, indem Sie eine Schüssel mit Natron hineinstellen. Das Natron alle paar Tage umrühren und alle zwei bis drei Monate erneuern.

Schneidebretter aus Holz

- Reinigen Sie Schneidebretter aus Holz gründlich, indem Sie sie erst mit Natron bestreuen, dann mit weißem Haushaltsessig einsprühen und die Mischung 30 Minuten lang einwirken lassen. Danach mit heißem Wasser abspülen.
- Entfernen Sie den Geruch von Zwiebeln und Knoblauch von Schneidebrettern oder Arbeitsflächen

aus Holz, indem Sie die Fläche mit einem feuchten Schwamm mit etwas Natron säubern und mit klarem Wasser abspülen.

Kochtöpfe

Eingebrannte Speisereste lassen sich entfernen, indem Sie:

- etwas Natron in den Topf geben und diesen mit einer Spülbürste oder Schwamm säubern. Oder verwenden Sie stattdessen etwas Scheuerpulver (Seite 91). Emaillierte Töpfe sollten Sie nicht mit dem Scheuerpulver reinigen.
- heißes Wasser in den Topf geben und Natron hineinstreuen, sodass sich eine dicke Schicht bildet. Über Nacht stehen lassen und dann die Reste herausbürsten oder -kratzen.
- 240 Milliliter Wasser und 1 Teelöffel Naturessig in den Topf geben und das Ganze zum Kochen bringen. Dann streuen Sie 2 Teelöffel Natron hinein und warten, bis das Wasser aufhört zu sprudeln. Nun Speisereste herausbürsten oder -kratzen.

ACHTUNG: Natron eignet sich nicht für die Reinigung von beschichteten Töpfen, da es die Beschichtung angreift.

Backofen und Kochfeld

- Besprühen Sie die Ofenwände mit Wasser und reiben Sie sie großzügig mit der Basis-Reinigungspaste (Seite 90) ein. Lassen Sie die Paste einige Stunden einwirken, wobei Sie jede Stunde etwas Wasser aufsprühen, sodass die Paste feucht bleibt. Entfernen Sie etwaige Speisereste mithilfe eines Spachtels, Konditormessers oder Kochfeldschabers. Dann wischen Sie alles auber.

- Sprühen Sie eingebrannte, fettige Speisereste auf dem Ofenboden erst mit Wasser ein, dann streuen Sie Natron darauf, sodass sich eine dicke Schicht bildet, und sprühen erneut Wasser darauf. Lassen Sie das Ganze einige Stunden einwirken, wobei Sie jede Stunde Wasser aufsprühen, damit die Paste feucht bleibt. Danach wischen Sie alles auber.
- Reinigen Sie den Ofen oder das Kochfeld notfalls mit der Extrastarken Reinigungspaste (Seite 90).
- Fettige Speisereste auf Kochfeld, Grill oder Spritzschutz entfernen Sie einfach mit einem feuchten Schwamm oder Lappen mit etwas Natron. Anschließend wischen Sie alles sauber.
- Verkrustete, fettige Speisereste im Grill lassen sich mit der Extrastarken Reinigungspaste (Seite 90) beseitigen. Reiben Sie die Stellen mit der Paste ein und lassen Sie sie einige Stunden einwirken. Dann bürsten Sie den Grill mit einer Bürste sauber und wischen nach.

ACHTUNG: Die Basis-Reinigungspaste kann glänzenden Edelstahl angreifen, Natron lässt Aluminium dunkel werden und Heizelemente im Elektroofen rosten.

Mikrowelle

- Säubern Sie die Mikrowelle innen mit der Basis-Reinigungsflüssigkeit (Seite 88).

- Oder geben Sie 1 Teelöffel Natron und 240 Milliliter Wasser in eine mikrowellengeeignete Schüssel, stellen Sie diese in die Mikrowelle und erhitzen Sie das Ganze drei bis vier Minuten, bis die Flüssigkeit kocht. Danach wischen Sie die Mikrowelle innen mit einem feuchten Lappen oder Küchenpapier aus.

Schwämme und Tücher

Schwämme und Tücher werden sauber und frisch, wenn Sie sie in die Basis-Reinigungsflüssigkeit (siehe Seite 88) legen und anschließend ausspülen und trocknen lassen.

Wände, Türen, Arbeitsflächen, Fußböden und Möbel

Mit Natron lassen sich lackierte Flächen, Laminat, Kunststoffe, Glas, Granit, andere Steinoberflächen, Verbundstoffe, Gummi, Klinker, Stahl, Glasfaser und abwaschbare Tapete reinigen. Bei der Reinigung von Naturholz mit Natron sollten Sie wenig Wasser verwenden und die Oberfläche gut trocken reiben, sodass keine (neuen) Wasserflecken entstehen.

- Für Fußböden lösen Sie 100 Gramm Natron in einem Eimer mit heißem Wasser auf.
- Andere Oberflächen säubern Sie mit der Basis-Reinigungsflüssigkeit (Seite 88) und wischen dann mit Wasser nach.

- Bei verschmutzten Oberflächen geben Sie etwas Natron auf einen feuchten Schwamm oder Lappen und säubern die Flächen damit. Dann wischen Sie mit Wasser nach.
- Fettige oder abgenutzte Stellen an abwaschbaren Wänden säubern Sie mit einem Schwamm mit etwas Natron. Dann wischen Sie mit Wasser nach und reiben das Ganze trocken.

Reinigungsmittel für das Badezimmer

In Kombination mit anderen natürlichen Zutaten eignet Natron sich nicht nur für die Schönheitspflege und tägliche Körperhygiene (ab Seite 75), mit ihm bleibt auch das Badezimmer wunderbar sauber und blitzeblank!

- Wenn Sie ein Bad nehmen, geben Sie 2 Teelöffel Natron ins Badewasser. So vermeiden Sie, dass nach dem Ablaufen des Badewassers ein Schmutzrand in der Wanne zurückbleibt.
- Säubern Sie Badewanne, Waschbecken, Wasserhähne, Kacheln und Spiegel mit einem feuchten Lappen mit etwas Reinigungsbalsam oder Basis-Reinigungsflüssigkeit (siehe Seite 91 und 88). Anschließend wischen Sie mit etwas Wasser nach.
- Oder Sie verwenden einen feuchten Schwamm oder Lappen mit etwas Natron und wischen mit Wasser nach.

- Bei stärkeren Verschmutzungen oder um die Glaswände einer Duschkabine zu säubern, verwenden Sie die Extrastarke Reinigungspaste (siehe Seite 90). Lassen Sie sie nach dem Auftrag 30 Minuten einwirken und dann wischen Sie die Paste ab. Reiben Sie die Glaswände mit einem nur sehr leicht feuchten Tuch ab.
- Für die Reinigung von Spülkasten und Kloschüssel streuen Sie 200 Gramm Natron hinein und lassen es über Nacht einwirken. Am nächsten Morgen spülen Sie ganz normal. Den Vorgang wiederholen Sie am besten einmal im Monat.
- Für die Reinigung der Kloschüssel geben Sie etwas Natron auf eine feuchte Klobürste und säubern damit den Schüsselrand.
- Eine stark verschmutzte Kloschüssel reinigen Sie mit der Extrastarken Reinigungspaste (siehe Seite 9).
- Zur Reinigung der Fliesenfugen tragen Sie etwas Extrastarke Reinigungspaste (Seite 90) mit einer harten Zahnbürste auf die Fugen auf, lassen sie 30 Minuten einwirken und wischen sie danach ab.
- Bei stark verschmutzten Fliesenfugen mischen Sie 3 Teile Natron mit 1 Teil Bleichmittel, geben das Mittel auf eine Zahnbürste und reiben es auf die Fugen. Dann lassen Sie es 30 Minuten einwirken und wischen es dann ab.

Duschkopfentkalker

Als Wasserenthärter beugt Natron der Verkalkung von Duschköpfen vor.

50 g Natron
240 ml weißer Haushaltsessig

1. Das Natron in einen reißfesten, dichten Plastikbeutel füllen.
2. Den Essig hinzugeben und den Beutel schütteln, um alles gut zu vermischen.
3. Den Beutel über den (fest installierten) Duschkopf stülpen, zubinden und die Mischung 30 Minuten wirken lassen.
4. Den Beutel entfernen und das Wasser ein paar Sekunden laufen lassen. (Bei einem beweglichen Duschkopf einfach den Duschkopf in die Mischung legen, 30 Minuten einwirken lassen und abspülen.)

Duschvorhang reinigen

Wenn ein maschinenwaschbarer Duschvorhang stark verschmutzt ist oder gar Schimmelflecken aufweist, dann können Sie etwas Natron und Essig zum Waschmittel geben und schon ist der Duschvorhang wie neu.

200 g Natron
Waschpulver oder Flüssigwaschmittel
120 ml weißer Haushaltsessig

1. Den Duschvorhang zusammen mit einem großen Badehandtuch in die Waschmaschine legen.
2. Das Natron zum Waschpulver oder Flüssigwaschmittel in das Dosierfach geben.

3. Den Trommelinhalt bei niedriger Temperatur waschen.
4. Während des Spülvorgangs den Essig in das Weichspülerfach gießen. Langsam schleudern, damit der Vorhang nicht knittert.
5. Den Vorhang zum Trocknen aufhängen.

- Einen nicht maschinenwaschbaren Duschvorhang einfach 30 Minuten in ein Warmwasserbad mit 150 Gramm Natron legen. Danach abspülen und nass zum Trocknen aufhängen.

FEUER

Besitzen Sie weder einen Feuerlöscher noch eine Feuerlöschdecke, dafür aber eine große Menge Natron, lässt sich ein kleines Fett- oder Ölfeuer oder auch ein Elektrobrand löschen, indem Sie es mit Natron bestreuen. (Wasser ist ungeeignet für jede Art von Feuer.) Verwenden Sie Natron nicht bei einer brennenden Fritteuse, da sonst brennendes Fett herausspritzen könnte. Besser ist es, kein Risiko einzugehen, das Haus so schnell wie möglich zu verlassen und die Feuerwehr zu alarmieren.

Um Schädlinge abzuwehren oder loszuwerden, empfiehlt es sich, Natron auf Fußböden und Arbeitsflächen und in Schränke zu streuen.

Reinigungsmittel für Babysachen und Kinderspielzeug

- Legen Sie verschmutzte, aber waschbare Spielsachen in die Basis-Reinigungsflüssigkeit (Seite 88) oder geben Sie etwas auf einen Lappen, um die Dinge per Hand zu säubern. Anschließend abspülen und abtrocknen.
- Planschbecken aus Kunststoff lassen sich mit der Basis-Reinigungsflüssigkeit (Seite 88) reinigen und von Schimmel befreien.
- Hochstühle, Autokindersitze, Buggys (Kinderwagen) und Matratzenschoner aus Kunststoff können Sie mit einem feuchten Schwamm mit etwas Natron säubern. Anschließend ein paar Mal mit einem feuchten Schwamm nachwischen.
- Legen Sie Babyflaschen, Sauger und Schnuller sowie Flaschenbürsten einfach in etwas Basis-Reinigungsflüssigkeit (Seite 88), um Milchreste zu entfernen. Danach ab- und ausspülen und – wie üblich – sterilisieren.

Reinigungsmittel für Obst und Gemüse

Es ist normal, Obst und Gemüse vor dem Verzehr zu waschen, um es von Schmutz, Pestizidrückständen und Mikroorganismen zu befreien. Dazu können Sie Wasser verwenden – aber eine Natronlösung ist besser.

- Waschen Sie Obst und/oder Gemüse in einer Schüssel mit Wasser und 1 Teelöffel Natron und spülen es anschließend gut ab.
- Streuen Sie etwas Natron auf eine nasse Gemüsebürste und bürsten Sie festes Gemüse und Obst sauber.
- Weiches Obst reinigen Sie am besten mit einem mit etwas Natron bestreuten Schwamm.

PFLANZENPFLEGE

- Besprühen Sie von Mehltau befallene Pflanzenblätter abends mit der Basis-Reinigungsflüssigkeit (Seite 88).
- Leiden Ihre Pflanzen unter Sternrußtau, dann mischen Sie 1 Teelöffel Speiseöl in eine Flasche Basis-Reinigungsflüssigkeit (Seite 88) und besprühen die Blätter abends damit.
- Vasen werden innen schön sauber, wenn Sie heißes Wasser und 2 Teelöffel Natron hineingeben und die Mischung 1 Stunde wirken lassen. Danach einfach ausspülen.

Reinigungsmittel für Metall

Mit Natron können Sie auch Gegenstände aus Silber, Chrom oder Kupfer reinigen. Schließlich kam es auch schon bei der Reinigung der kupfernen Freiheitsstatue in New York zum Einsatz.

Verwenden Sie Natron jedoch nicht für Aluminium, da es die dünne Schutzschicht aus Aluminiumoxid angreift.

Ungeschütztes Aluminium reagiert mit Säure und wird dann schnell fleckig, wenn es mit Schweißhänden angefasst wird oder der Stadtluft ausgesetzt ist.

Silberne Gegenstände säubern Sie mit einer alten Zahnbürste und etwas Basis-Reinigungsflüssigkeit (siehe Seite 88). Dann spülen Sie sie mit warmem Wasser ab, trocknen mit Küchenpapier ab und polieren mit einem weichen Lappen.

- Angelaufenes Silber können Sie in eine mit Aluminiumfolie ausgekleidete Schüssel mit warmem Wasser und 1 Teelöffel Natron legen. (Oder Sie geben den silbernen Gegenstand in eine mit warmem Wasser gefüllte Aluminiumschüssel.) Warten Sie 5 bis 15 Minuten, dann nehmen Sie den Gegenstand heraus, spülen ihn ab, trocknen mit Küchenpapier und polieren mit einem weichen Lappen. Silber läuft an, da es mit Sauerstoff und Schwefelgas in der Luft reagiert, wobei Silbersulfid entsteht. Aluminium wiederum reagiert mit Silbersulfid. Dabei bildet sich Aluminiumsulfid, das echtes Silber glänzen lässt.
- Glänzendes Chrom von Auto-Stoßstangen oder -Radkappen und an Fahrrädern lässt sich mit einem feuchten Schwamm mit etwas Natron reinigen. Anschließend mit Wasser abwischen und mit einem trockenen weichen Lappen polieren.
- Bringen Sie Edelstahl wieder zum Glänzen, indem Sie ihn mit einem feuchten Schwamm mit etwas Natron abreiben. Anschließend abspülen und abtrocken.

- Bestreuen Sie eine Zitronenhälft mit Natron und reiben Sie damit Gegenstände aus Messing oder Kupfer sauber. Anschließend einfach abspülen und abtrocknen.
- Goldschmuck lässt sich ebenfalls reinigen. Einfach in eine Schüssel legen, mit Natron bestreuen und dann mit weißem Haushaltsessig übergießen. Anschließend abspülen und abtrocknen. Diese Methode ist jedoch nicht geeignet für Perlen oder Edelsteine, die geklebt und nicht mit speziellen Metallkrappen befestigt wurden.

ROST ENTFERNEN

Rost an Metall lässt sich entfernen, wenn Sie mit einem feuchten Lappen etwas Basis-Reinigungspaste (Seite 90) auftragen. Reiben Sie mit etwas Aluminiumfolie darüber, dann spülen Sie das Ganze ab und trocknen es mit Küchenpapier.

Flecken entfernen

Mehr über Flecken auf Kleidungsstücken finden Sie unter »Wäsche« auf Seite 108.

- Fruchtgetränk- oder -saftflecken auf Arbeitsflächen in der Küche oder auf anderen abwaschbaren Oberflächen besprühen Sie einfach mit Wasser und streuen dann Natron darauf. Lassen Sie das Ganze 30 Minuten einwirken und wischen Sie es dann sauber.

- Bleistiftflecken auf gestrichenen oder tapezierten Wänden können Sie mit einem feuchten, mit Natron bestreuten Schwamm entfernen. Wischen Sie anschließend mit Wasser nach.
- Wasserflecken auf Holzoberflächen betupfen Sie am besten mit einem Schwamm oder Lappen mit etwas Basis-Reinigungsflüssigkeit (siehe Seite 88). Dann wischen Sie das Natron ab. Wiederholen Sie den Vorgang, um sämtliche Natronreste zu entfernen. Zum Schluss trocknen Sie das Holz gründlich ab. Verwenden Sie möglichst wenig Wasser, damit keine neuen Wasserflecken entstehen.
- Schmutzflecken auf Laminatböden (oder einem anderen Kunststoff) oder Marmor beseitigen Sie mit etwas Basis-Reinigungspaste (Seite 90). Danach wischen Sie mit Wasser ab.
- Eine verschmutzte oder länger nicht mehr benutzte Thermosflasche lässt sich wie folgt reinigen: Geben Sie 1–2 Teelöffel Natron hinein und füllen Sie heißes Wasser ein. Lassen Sie die Mischung 30 Minuten einwirken, dann spülen Sie die Flasche gründlich aus.
- Wein-, Fett- und einige andere Flecken in Teppichböden können Sie wie folgt entfernen: Benetzen Sie die Flecken mit Wasser und streuen dann Natron darauf. Lassen Sie den Teppich trocknen und saugen Sie die Stelle dann mit einem Staubsauger ab.
- Verwenden Sie die Extrastarke Reinigungspaste (siehe Seite 90), um Tinte von harten Böden zu entfernen. Danach abwischen und abtrocknen.

- Vor dem Entfernen der braunen Flecken auf der Sohle des Bügeleisens müssen Sie erst den Stecker ziehen und das Bügeleisen abkühlen lassen. Dann säubern Sie die Sohle mit der Basis-Reinigungspaste (siehe Seite 90).

Tee- oder Kaffeeflecken in Tassen oder Kannen entfernen Sie wie folgt:

- Tragen Sie mit einem feuchten Schwamm etwas Natron auf Tassen und Becher auf. Lassen Sie es 30 Minuten einwirken und spülen Sie die Tassen und Becher dann mit Wasser aus.
- Füllen Sie Tassen oder Becher mit warmem Wasser und geben ½ Teelöffel Natron hinein. 30 Minuten einwirken lassen und dann ausspülen.
- Gießen Sie warmes Wasser in eine Kaffee- oder Teekanne und geben Sie 2 Teelöffel Natron und 2 Teelöffel weißen Haushaltsessig dazu. Nach 30 Minuten Einwirkzeit mit Wasser ausspülen.
- Füllen Sie den Kaffeebereiter (»cafetière«) aus Glas oder Metall (außer Aluminium) mit heißem Wasser und rühren 1 Teelöffel Natron und 1 Teelöffel weißen Haushaltsessig hinein. Lassen Sie die Mischung 30 Minuten einwirken und spülen Sie den Behälter dann mit Wasser aus.

Wäsche

Natron ist ein ausgezeichneter Fleckenentferner und Frischmacher – und somit die perfekte Ergänzung zu Ihren Waschmitteln.

- Der Wäschekorb bleibt schön frisch, wenn Sie ihn täglich mit etwas Natron bestreuen.
- Reinigen Sie die Trommel und die Türinnenseite Ihrer Waschmaschine mit der Basis-Reinigungsflüssigkeit oder, bei hartnäckigen Verschmutzungen, mit der Basis-Reinigungspaste (siehe Seite 88 und 90).
- Erfrischen Sie die Trommel und Türinnenseite Ihrer Waschmaschine, indem Sie beide mit Basis-Reinigungsflüssigkeit (Seite 88) abwischen.
- Oder reinigen Sie die Waschmaschine, indem Sie 50 Gramm Natron in das Waschpulverfach, 240 Milliliter weißen Haushaltsessig in das Weichspülerfach geben und die Maschine für einen Kurzwaschgang starten.
- Für noch mehr Waschkraft einfach 100 Gramm Natron zusammen mit der üblichen Menge an Flüssigwaschmittel in die Schublade der Waschmaschine oder in das Wasser für die Handwäsche geben. Außerdem hilft Natron bei der Entfernung zahlreicher Verschmutzungen.
- Weißwäsche wird noch weißer, wenn Sie 100 Gramm Natron in das Waschpulverfach oder, bei Handwäsche, in das letzte Spülwasser streuen.
- Oder schütten Sie 50 Gramm Natron in eine Waschschüssel mit kaltem Wasser, lassen Sie die Wäsche darin über Nacht liegen und waschen die Wäsche am nächsten Morgen ganz normal.
- Noch weißer wird die Wäsche auch, wenn Sie sie über Nacht in einer Schüssel mit kaltem Wasser, dem Saft von 1 Zitrone und 50 Gramm Natron einweichen und am nächsten Morgen ganz normal waschen.

- Oder erhöhen Sie die Bleichkraft, indem Sie 100 Gramm Natron und 240 Milliliter Bleichmittel in eine Waschschüssel mit Wasser geben.
- Stoffwindeln werden wieder schön weiß, wenn Sie 100 Gramm Natron in das Waschpulverfach oder bei Handwäsche zusammen mit dem Waschpulver in die Waschschüssel streuen.
- Mit Natron lässt sich die Bleichkraft noch weiter verstärken: dazu einfach 100 Gramm Natron mit der üblichen Menge an Bleichmittel verwenden.
- Stoffwindeln werden wieder frisch, wenn Sie sie mit 50 Gramm Natron in eine Waschschüssel mit kaltem Wasser legen, über Nacht stehen lassen und am nächsten Morgen normal waschen.
- Behandeln Sie Säureflecken (zum Beispiel von Fruchtsaft oder Tomatensauce) in Kleidung erst mit Natron, bevor Sie diese waschen. Natron löst den Fleck auf, wodurch vermieden wird, dass die Säure den Stoff beschädigt. Streuen Sie etwas Natron auf die Stelle, besprühen Sie sie mit Wasser und lassen Sie das Natron vor dem Waschen 30 Minuten einwirken. Diese Methode hilft auch bei Schweiß- und Urinflecken sowie Erbrochenem.
- Blutflecken in Kleidung entfernen Sie, indem Sie 100 Gramm Natron und 120 Milliliter weißen Haushaltsessig in einer Waschschüssel mit kaltem Wasser vermischen, das Kleidungsstück darin über Nacht einweichen lassen und es am nächsten Tag normal waschen.

- Entfernen Sie Fettflecken in Kleidung, indem Sie eine Paste aus Natron und Wasser auftragen und 30 Minuten einwirken lassen. Anschließend geben Sie 100 Gramm Natron mit dem Flüssigwaschmittel in das Waschmittelfach der Waschmaschine (oder bei Handwäsche in die Waschschüssel) und waschen alles ganz normal.
- Oder stellen Sie aus 2 Teilen Natron, 1 Teil Backpulver und etwas Wasser eine Paste her und reiben Sie damit den Fettfleck vor dem Waschen ein.
- Teerflecken behandeln Sie am besten erst mit der Basis-Reinigungspaste (siehe Seite 90) und waschen sie anschließend mit einer Mischung aus Wasser und Natron aus.
- Um Rostflecken aus der Kleidung zu entfernen, beträufeln sie den Fleck mit Zitronensaft und streuen eine dicke Natronschicht darüber. Lassen Sie die Mischung über Nacht einwirken, dann spülen Sie sie aus und waschen die Kleidung ganz normal.
- Kleidung befreien Sie von Schimmelgeruch, indem Sie sie über Nacht in der Basis-Reinigungsflüssigkeit (siehe Seite 88) liegen lassen und anschließend normal waschen.

Weichspüler

200 g Natron
480 ml Wasser
240 ml Essig
3–4 Tropfen ätherisches Zitronen-, Lavendel- oder Rosenöl, optional

1. Natron, Essig und Wasser in eine Flasche füllen, die groß genug ist, um auch den Schaum aufzunehmen, der entsteht, wenn Natron und Essig miteinander reagieren.
2. Nach Belieben ätherisches Öl hinzugeben und alles nochmals gut vermischen.
3. Geben Sie 60 Milliliter dieser Mischung beim Waschen in das Weichspülerfach Ihrer Waschmaschine oder bei Handwäsche in das letzte Spülwasser. Natron macht Handtücher weicher und flauschiger.

Geruchsneutralisierer

Natron neutralisiert unangenehme Gerüche. Es beseitigt Gerüche, die von sauren Substanzen (wie Schweiß, Urin oder Erbrochenem) herrühren genauso so gut wie die von alkalischen Substanzen (zum Beispiel Ammoniak aus nassen Windeln).

- Unangenehme Gerüche in einem Vorrats- oder Küchenschrank lassen sich vermeiden, indem Sie eine offene Schüssel mit Natron hineinstellen und alle paar Tage umrühren. Erneuern Sie das Natron nach zwei bis drei Monaten.
- Wenn Plastikschüsseln oder Lebensmitteldosen abgestanden riechen, hilft es, sie mit heißem Wasser zu füllen, darin 1 Teelöffel Natron aufzulösen, das Ganze 30 Minuten einweichen zu lassen und dann gut zu spülen.

- Lässt der Geruch nicht nach, den Vorgang wiederholen und neben Natron auch 1 Teelöffel Essig und ein paar Tropfen Spülmittel in das Wasser geben.
- Streuen Sie eine Handvoll Natron in den Eimer für Küchenabfälle, damit der Eimer süßlich-frisch riecht.
- Unangenehme Gerüche im Abfalleimer lassen sich vermeiden, wenn Sie jede Woche 2 Teelöffel Natron und 1 Teelöffel weißen Haushaltsessig hineingeben und nach dem Ausleeren den Eimer mit heißem Leitungswasser auswaschen.
- Eine Decke, die Sie im Schrank aufbewahrt haben, riecht wieder frisch, wenn Sie sie mit Natron bestreuen, dann aufrollen, über Nacht ruhen lassen, am nächsten Morgen ausschütteln und danach im Wäschetrockner kalt trocknen.
- Teppiche und Vorleger werden wieder frisch, wenn Sie sie mit Natron bestreuen, dieses 30 Minuten einwirken lassen und dann die Teppiche mit dem Staubsauger absaugen.
- Nach dem Entfernen eines Getränke- oder Essensflecks aus einem Teppich sollten Sie den Bereich mit Natron bestreuen, dieses 30 Minuten einwirken lassen und dann mit dem Staubsauger absaugen. So wird weitestgehend vermieden, dass ein unangenehmer Geruch entsteht.
- Teppiche riechen wieder frisch, wenn Sie sie mit Natron bestreuen, dies 30 Minuten einwirken lassen und dann mit dem Staubsauger absaugen.
- Stellen Sie ein kleines Glas mit Natron in Ihre Räume, um die Luft zu reinigen und unerwünschte Gerüche

zu neutralisieren. Die meisten Raumsprays übertünchen unangenehme Gerüche zwar mit einem Duft, entfernen ihn aber nicht.

- Stellen Sie Ihren eigenen Raumerfrischer her, indem Sie ein paar Tropfen ätherisches Öl wie etwa Zitronen-, Geranium-, Lavendel-, Neroli- oder Rosenöl in einem kleinen Glas mit etwas Natron vermischen.
- Neutralisieren Sie den säuerlichen Geruch von Erbrochenem eines Tiers oder Menschen, indem Sie den Fleck mit Natron bestreuen, ein paar Stunden einwirken lassen und dann mit dem Staubsauger absaugen.
- Streuen Sie etwas Natron in streng riechende Schuhe, Stiefel oder Turnschuhe, lassen sie es über Nacht einwirken und schütteln Sie am nächsten Morgen das überschüssige Natron heraus. (Bei Lederschuhen kann dies allerdings dazu führen, dass das Leder steif wird.)
- Der Kleider- bzw. Wandschrank riecht angenehm, wenn Sie eine offene Schüssel mit Natron hineinstellen. Geben Sie ein paar Tropfen ätherisches Öl wie etwa Zitronen-, Geranium-, Lavendel-, Neroli- oder Rosenöl hinein.
- Oder stellen Sie aus Stoffresten kleine Säckchen her, die Sie mit Natron befüllen und nach Belieben mit etwas ätherischem Öl beträufeln. Die Säckchen verschließen Sie mit einer Schnur und legen sie in den Schrank oder die Kommode.
- Streuen Sie etwas Natron in Kleidertaschen, um unangenehmen Gerüchen vorzubeugen.

- Lassen Sie Kuscheltiere wieder frisch riechen, indem Sie sie mit Natron bestreuen, dies 30 Minuten einwirken lassen und die Tiere anschließend abbürsten.
- Wenn bei Ihnen Zuhause geraucht wird, können Sie Natron in den Aschenbecher geben, um den Geruch zu bekämpfen.
- Bestreuen Sie Zelte, Regenkleidung und andere Campingausrüstung vor dem Wegräumen mit Natron.
- Befreien Sie eine Thermoskanne von unangenehmen Gerüchen, indem Sie sie mit heißem Wasser füllen und 2 Teelöffel Natron hineingeben. Lassen Sie die Mischung 30 Minuten einwirken und spülen Sie die Flasche anschließend gut aus.
- Der Geruch in Tierkäfigen lässt sich mit einer dicken Natronschicht auf dem Käfigboden unter dem Einstreu vermindern.
- Bestreuen Sie auch das Katzenklo mit Natron, um lästige Gerüche zu vermeiden.
- Um den unangenehmen Fellgeruch von nassen Hunden einzudämmen, können Sie das Fell mit Natron bestreuen, es 30 Minuten einwirken lassen und dann ausbürsten.
- Das Körbchen von Hund oder Katze riecht wieder frischer, wenn Sie es mit Natron bestreuen, dies eine Stunde einwirken lassen und dann mit dem Staubsauger absaugen.

Register